蔡柏脾胃肝胆病临证经验集

主审 蔡柏

主编 赵亮

副主编 张燕 钟锦煜 廖凯明

编委 马立华 张孟维 陈平 黄流波 黄坚

全国百佳图书出版单位

中国中医药出版社

·北京·

图书在版编目（CIP）数据

蔡柏脾胃肝胆病临证经验集 / 赵亮主编 . —北京：中国中医药出版社，2022.7

ISBN 978 - 7 - 5132 - 7563 - 7

Ⅰ.①蔡…　Ⅱ.①赵…　Ⅲ.①脾胃病—中医临床—经验—中国—现代②肝病（中医）—中医临床—经验—中国—现代③胆道疾病—中医临床—经验—中国—现代　Ⅳ.① R256.3 ② R256.4

中国版本图书馆 CIP 数据核字（2022）第 065445 号

融合出版说明

本书为融合出版物，微信扫描右侧二维码，关注"悦医家中医书院"微信公众号，即可访问相关数字化资源和服务。

中国中医药出版社出版

北京经济技术开发区科创十三街 31 号院二区 8 号楼

邮政编码　100176

传真　010-64405721

河北品睿印刷有限公司印刷

各地新华书店经销

开本 880×1230　1/32　印张 6　字数 145 千字

2022 年 7 月第 1 版　2022 年 7 月第 1 次印刷

书号　ISBN 978-7-5132-7563-7

定价　42.00 元

网址　www.cptcm.com

服务热线　010-64405510　微信服务号　zgzyycbs

购书热线　010-89535836　微商城网址　https://kdt.im/LIdUGr

维权打假　010-64405753　天猫旗舰店网址　https://zgzyycbs.tmall.com

如有印装质量问题请与本社出版部联系（010-64405510）

序

——无悔中医路

我不是出生在中医世家，却与中医有缘。我的父亲是一名基层干部，有抱负，有能力，在那个"大跃进"的火红年代，由于"苦干、巧干、拼命干"，积劳成疾，患胃溃疡久治未愈。父亲经常住院治疗，我也常到医院看望和陪护，眼看父亲和众多病人受疾病折磨的痛苦，目睹医务人员日夜救治病人的场景，在我的心中就萌发了学医以解救父亲和众多病人疾苦的愿望。而我也是自幼体质瘦弱，父亲很为我的身体操心，常带我到县城找老中医调理。父亲深深体会到身体健康的重要性，更懂得"救人一命，胜造七级浮屠"的道理。在高考申报志愿时，父亲对我说，不为良相便为良医！鼓励我报考广州中医学院（现广州中医药大学），结果我如愿以偿。可我上大学那年，父亲就因胃癌术后不治而辞世。这对我打击很大，更坚定了我学医尤其学好中医的决心。从此我与中医结下了不解之缘。四十余年来，我不忘初心，孜孜以求，树德做人，勤求古训，博采众方，精益求精，从临床住院医师到主任医师、教授、硕导、医院院长，始终坚守临床，服务病人，无怨无悔。

医生的天职是救死扶伤，治病救人。做一个"好医生"是每一个医生的梦想和追求，相信也是行医者为人为医的初心。怎样才能成为"好医生"？早在一千多年前孙思邈的《大医精诚》就给好医生提出准则。我是20世纪80年代初走上行医之路的，《大医精诚》一直在感化和教育着我。四十余年的从医历程，我努力以"用心"和"诚心"践行。

首先是用心

用心包含了用心学习、用心行医和用心传承。医生的职业是为人治病的，身上寄托着患者性命攸关的希望。确实，没有什么比人的健康和生命更宝贵！因此，医生责任重大。医生要不辜负患者的期望，就要靠过硬的本领、丰富的临床经验、高超的专业技术水平，否则，就谈不上好医生，相反，可能是一个害人的"庸医"。做医生，要立志做一名好医生，怀着这个理想和抱负，我用心去勤求古训，博采众方，用心向书本学习，向经典学习。特别是作为中医医生，我知道必须学好经典，将经方和前人的经验应用于临床，认真体会和总结，不断积累和丰富自己的临床经验。

然后是善于用心向前辈和同事学习，互相交流，不断揣摩、总结提高。"师父领进门，修行在个人"。我常常觉得"人之所病，病疾多，医之所病，病道少"。要做个好医生，有什么理由不用心努力学习？几十年来，我是这样想的，也是这样做的。"好医生"不是天生的，是用心努力成就的。长期以来，尽管担任院长多年，行政管理工作很忙，但我还是坚持在临床一线接诊病人，未曾间断，并且做到老，学到老。一有时间，我就研读经典，听名家讲座，所谓"书到用时方恨少"。老实说，做医生很辛苦，做一名好医生更辛苦，但作为医生，就要有使命感，决不能拿人的健康和生命开玩笑！要有良心，能够将心比心！由于就诊病人多，我几乎每次出诊都要超时一两个小时才能下班，可我总是用心地看完每个病人。

近年来我常想，用心传承乃我辈之责任，这关系到中医薪火相传！中医博大精深，挖掘整理和发扬光大，对老一辈名医大家的经验总结和年轻医生的传带等都必须引起重视。因此，近几年我在努力收集整理湛江市的省、市级名中医的学术思想和临证经验，拟编辑出版。我的研究生已有5位顺利毕业，目前师带徒8人，来自各县市医院。带教过程中，我都身体力行，言传身教，包括医德和临床经验都用心相传，毫无保留，希望中医人才辈出，后继有人。

其次是诚心

"大医精诚"，就是说，为医者必须医术精湛，医德高尚，诚心诚意对待患者，想患者所想，急患者所急，一切为患者着想，这理应是卫生从业人员起码的责任和医德。可当今略有物欲横流、人心不古、世态炎凉之现象，作为社会人的医生，没有受到影响是假的，但"君子爱财，取之有道"，在一切医疗活动中，我们要遵循医德规范，遵纪守法。我常常换位思考，如果自己是患者，必是希望医生以诚相待，为自己着想，妙手回春。在我还是医学院的学生时，我的父亲病重，离乡背井，到省医院求医。那时候，父亲痛苦，我也痛苦，多么希望遇上好医生！……后来，父亲得到好医生的真诚对待，受到极大的帮助和安慰，令我感动至深的同时，也在内心深处树立了好医生的榜样。

我行医几十年，临证时，首先千方百计为患者明确诊断，中医辨证论治，处方讲究君臣佐使，不开大处方；在诊疗过程中，总会将心比心，设身处地为病人着想，关心病人，为病人解决问题，以"用较少的钱治好病"为原则，不乱检查，不乱开药。2002～2012年，"看病难、看病贵"成为社会舆论的热点，当时湛江市委市政府提出在全市开展"三平"（平价门诊、平价病房、平价药房）医疗服务，我作为湛江市第一中医医院院长，与领导班子成员积极响应，率先制订方案并实施，让低收入群众在就医中受惠，得到省、市领导和广大患者的好评。

我平时不论多忙，每天接诊的病人有多少，都能做到和颜悦色，和蔼可亲，不厌其烦，有问必答。因为自己是医生，就没有怠慢病人的理由。三国时期，医术高明、医德高尚的董奉，成就了杏林春暖的佳话并流传至今。作为中医后辈的我们，理应对患者诚心诚意服务，做一个好医生，做一个新时代的董奉。

几十年来，我正是沿着这条心路一步一个脚印地走了过来，全国医药卫生系统先进工作者、广东省名中医、广东省劳动模范、湛江好医生等称号是党和政府及老百姓对我这些年付出的肯定。

我已年过花甲，从医四十余载，虽有心得，所获甚微，于此寄语吾辈及后来者：中医之路漫漫，我等尚需努力。

蔡 柏

2022 年 2 月

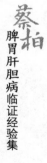

前　言

　　中医药学是中华民族的伟大创造，是中国古代科学的瑰宝，传承创新发展中医药是新时代中国特色社会主义事业的重要内容，是中华民族伟大复兴的大事。

　　作为广东省首批名中医蔡柏教授传承工作室负责人和湛江市名医学术传承专业委员会秘书长，我深感责任重大。为做好广东省名中医蔡柏教授学术思想和临证经验的传承推广工作，全面贯彻落实《广东省人民政府办公厅关于印发广东省推进中医药强省建设行动纲要（2014—2018 年）的通知》（粤府办〔2014〕14 号）中关于"加强中医药人才培养平台建设、强化中医药人才培养"的精神，由本人牵头率领工作室成员（蔡柏教授学术继承人）一同收集整理蔡柏教授学术思想、用药精华、临证经验、养生心得，并汇编成《蔡柏脾胃肝胆病临证经验集》一书。

　　本书旨在全面系统介绍广东省名中医蔡柏教授在中医药防治脾胃肝胆病方面的临证经验，内容分为上中下三篇，上篇论述学术思想——心系苍生，求古创今；中篇论述临证经验——用心临证，方有心得，涉及 12 种病症，并附有精彩医案；下篇论述养生心得——取法自然，养生有道。每篇附有蔡柏教授临证经验分享精彩视频，扫描二维码即可观看。

　　本书内容翔实，理论与实践相结合，融治疗和养生于一体，对脾胃肝胆病的临床辨治具有较高的研究和参考价值。

广东省首批名中医传承工作室负责人

赵　亮

2022 年 1 月

蔡柏简介

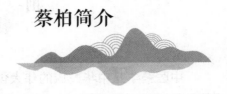

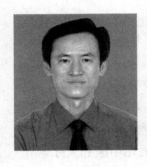

蔡柏，男，广东省名中医、主任中医师，广州中医药大学教授、硕士研究生导师，第七批全国老中医药专家学术经验继承工作指导老师，首批广东省名中医学术传承指导老师，广东省中医药学会内科专业委员会副主任委员，广东省自然医学会副会长，湛江市政府科技咨询专家委员会专家，湛江市中医药学会会长，湛江市医学会副会长，湛江市第一中医医院原院长，湛江市中医药学会名医学术传承专业委员会主任委员。

毕业于广州中医学院（现广州中医药大学），从医四十余年，擅长内科疾病的治疗，尤其在慢性胃炎，胃、十二指肠溃疡，结肠炎，便秘，泄泻等胃肠病和肝胆病、心脑血管病、老年病、咳嗽的诊疗，以及中医体质调理等方面经验丰富。出版专著5部，发表论文多篇；获市科学技术奖5项；荣获广东省劳动模范和全国医药卫生系统先进个人称号，当选广东省第十届党代会代表。

目 录

微信扫描二维码
获取增值数字资源
「拓展视频·互动交流·线上课程」

上篇　学术思想
——心系苍生，求古创今

中篇　临证经验
——用心临证，方有心得

下篇　养生心得
——取法自然，养生有道

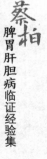

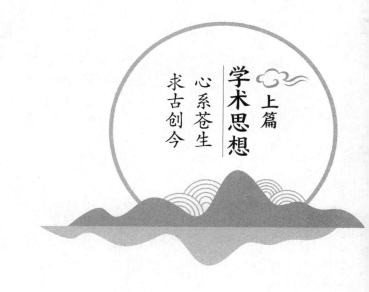

上篇 学术思想

心系苍生 求古创今

脾胃肝胆病诊疗与遣方用药经验

重视治未病，望诊尤重舌

一、重视治未病

魏文侯曾求教扁鹊，问他家兄弟三人中谁的医术最好？扁鹊说，大哥医术最好，二哥医术次之，我的医术最差。魏文侯疑惑，为什么你自认医术最差，却能名扬天下，而你的两个哥哥却没什么名声？扁鹊解释说：大哥治病，在疾病还没发作之前就将病根铲除，所以他的医术高超外人都不知道；二哥治病，是在疾病初起还不严重的时候施治，虽然药到病除，但人们都以为他是只会治小病的医生。而我是在病人病情危重的时候予以施治，所以大家都以为我医术神奇，故而能名闻天下。

其实，"治未病"一词首见于《黄帝内经》："圣人不治已病治未病，不治已乱治未乱，此之谓也。夫病已成而后药之，乱已成而后治之，譬犹渴而穿井，斗而铸锥，不亦晚乎！"它的意思就是指，高明的医生，不仅要知晓治已病之术，而且要通晓治未病之法，如同治国不仅要治既成之动乱，更要在未乱的时候加强治理。

我们都知道，《黄帝内经》是中国最早的医学典籍，距今已有两千余年。由此可见，"治未病"的概念自古有之，自提出之后受到历代医家的推崇。"治未病"理论经过历代医家的不断发展，其内涵可以概括为未病养生，防病于先；欲病救萌，防微杜渐；已病早治，防其传变；瘥后调摄，防其复发。

蔡柏教授临证特别重视"治未病"思想，常强调要重视中医预防，治疗才能步步为营；调理力求脏腑和谐，运行气血津液，维护人体正气，正合《黄帝内经》之"正气存内，邪不可干"之理念。

二、望诊尤重舌

舌诊，属中医诊断学的望诊范围，是中医的重要诊断方法之一。舌诊，在我国已有两千多年的悠久历史，是在临床实践中逐步发展起来的。中医学强调整体观念，认为"有诸内，必形诸外"，身体内部疾病的变化常显于舌，而舌头与胃肠同是消化器官。中医学认为，"舌为脾之外候"，舌苔乃胃气上蒸舌面而成，故通过看舌象，可以准确判断脾胃的状态。

蔡柏教授通过长期大量临证，总结出脾胃病常见舌象如下。

舌质红：多见于肝热犯胃或胃热积聚，并且舌苔黄腻或灰腻，厚腻为脾胃俱热或食滞胃肠。

舌体胖边有齿痕：多见于脾胃气虚。

舌质淡舌体胖，苔厚白：为脾胃阳虚。

舌色红或绛，舌面无苔如镜：为胃津干涸之象。

舌红有裂纹或花剥：为胃阴不足，阴虚内热。

舌暗或紫暗或边有瘀点、瘀斑：均为胃络瘀阻之象。

而舌苔有色泽、厚薄、润燥等变化。

有苔：表示胃气存在，有抵抗病邪的能力。

少苔、剥苔、无苔：表示胃气受损或胃阴损耗。其程度，少苔较轻，剥苔、无苔较重。

舌苔由薄变厚，表示病邪逐渐加重，舌苔由厚变薄，表示病邪逐渐减轻。

《灵枢·经脉》篇指出，足太阴脾经"散舌下"。必要时，临诊还需查舌脉即舌下系带两旁的静脉，如增粗、增长，迂曲暴露，

蔡柏

脾胃肝胆病临证经验集

色紫、色暗，其外侧小血管呈囊柱状、粗枝状或囊状凸起，均提示有瘀阻。

脾为百病源，临证善运土

蔡柏教授常说，做中医大夫一定要熟读经典，除我们熟知的中医四大经典外，尚须读李杲之《脾胃论》，因为其核心乃"脾胃内伤，百病由生"。这与《黄帝内经》所讲之"有胃气则生，无胃气则死"的论点有异曲同工之妙。明代张介宾曰："善治脾者，能调五脏，即所以治脾胃也。能治脾胃，而使食进胃强，即所以安五脏也。"

脾胃为人体后天之本，五脏六腑、四肢百骸皆赖以所养。脾胃具有对水谷受纳和消化，以及对精微的吸收和施布作用，将水谷转化为人体需要的物质基础——津液、营卫气血。故而，若脾胃虚弱，失于运化，则水饮射肺而见咳嗽、痰喘；水凌于心则胸闷、心悸；土壅木郁则胁痛、鼓胀；水蓄于肾则腰痛、水肿。

于是，蔡柏教授在传统中医理论的基础上，结合大量临床实践提出"脾为百病之源"，万物从土而生，亦从土而归。临证治病，当先理脾胃，脾胃健，则百病可治。

蔡柏教授生活、工作之地处于岭南雷州半岛，属热带季风气候，加之三面临海，湿邪尤为明显，民多湿邪为患，颇为缠绵，致使疾病反复难愈。清代名家叶天士也曾发出感慨"吾吴湿邪害人最广"，可见湿邪在疾病的发病和发展过程中祸害不浅。古人有云"一方水土养一方人"，同理，"一地之处一方患"。所以，岭南地区在脾胃肝胆疾病的治疗过程中，"湿邪致病"的因素尤为突出。所谓"见病知源"，如何祛除致病因素则显得尤为重要，也是取得事半功倍效果的关键一环。

蔡柏教授生活、工作于此，与疾病做了四十余载之战斗，在不断摸索中，本着"天人相应"的启发，提出"运土祛湿"的学术思想。蔡柏教授认为，从湿的分类来看，从性质而言，可分寒湿和湿热；从临床表现来看，又可分外湿和里湿，两者相互影响。

根据临床体会，蔡柏教授认为湿之由来主要有以下几种。

1. 嗜食水果

雷州半岛乃至岭南气候环境适宜各种水果种植，一年四季均可见各种水果上市。这本来给老百姓带来了丰富的物质生活，是件好事，但是，受各种因素影响，包括水果甜味、口感好，广告及养生节目宣传吃水果可补充维生素等，使大多数人认为日常多吃水果有利于身体健康。殊不知，这恰恰为身体健康带来了危机，其中最重要的一点就是内湿衍生。《素问·脏气法时论》有言五谷为养、五畜为益、五果为助、五菜为充。由此可见，理想的养生之道五果仅为"助"。奈何时至今日，众多百姓误将水果当成重要食物补充，一日无水果不欢，甚至部分人群为了减肥把水果当成主食。然而，水果绝大多数其性为寒凉，且水分多，带湿，故水果整体属性大多数为寒湿，加之日常进食水果为生吃，更是雪上加霜。水果其性寒湿，则直伤脾胃，偶尔进食少量尚可，若长期进食，必内生寒湿，脾阳受损，胃阳败坏，寒湿从内生而不化，变生诸疾。

2. 嗜食甜品

若观现今粤西各城镇之大街小巷，均可见糖水甜品店，即使各大酒店均可见餐前或餐后甜品，广东特色甜品经久不衰，是痰湿内生的一个来由。甜味可从甘味，其性可入脾，但若进食过多则碍脾生湿，湿从中生。

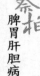

3.外邪侵袭

外邪侵袭，在疾病的发展变化中起到不可忽略的作用，以外寒尤甚。在众多医家及医生的认识中，雷州半岛为热带季风气候，当以湿热多患，外邪也当以湿热为重，其实不然。随着生活方式的改变，现代人的生活条件已经由以前"面朝黄土背朝天"的环境变成"冬夏不离空调"，寒气无处不在。由于广东长年无真正意义上的冬天，即使气候学上的冬季也难以真正"入冬"，甚至12月份仍可暖如春天，如此一来，现代人非常依赖空调，更别说在炎热的夏季。另外，广东长年无冬，阳气不能潜藏，长期处于浮越状态，毛孔疏松开泄。阳气浮在表则人觉烦热，喜吹空调冷气，如此则为寒气侵袭人体创造非常好的机会。寒邪入侵后，首先伤肺，因肺卫为人之藩篱，肺失宣发肃降之性，而肺为水之上源，肺之气机失调，则水液代谢敷布失常，水湿内停于机体，藏于表则表湿，渗于脾肾则里湿，诸湿杂生。

4.劳逸失调

现代人大多数过着"好吃懒动"的生活，在日常门诊中，不少脾胃疾病患者存在运动较少的情况，出门则车以代步，饭后则常坐或躺靠，如此一来，机体自身气机之升降功能不能得到锻炼，处于懒惰状态，脾之运化失职，胃失和降，饮食难化，痰湿内生。另外，有部分体力劳动者，过劳耗气，耗损脾胃或肾气，由虚而脏腑机能减退，导致水湿代谢异常，内停成湿。总而言之，无论过劳或过逸均可引起湿邪化生而缠绵难愈。

5.情志失调

在脏腑生理功能中，三焦在水湿代谢中的作用不可忽视。《难经》言三焦为"水谷之道""元气之别使"，可见三焦腑起着通利水湿之功。若三焦不利则水湿内停，而三焦少阳与肝胆气机息息相关，故在《伤寒论》中柴胡类方可见水湿内停的加减方案，如

第96条小柴胡汤条文云若出现"心下悸，小便不利者，去黄芩，加茯苓"，此则为三焦枢机不利，水湿内停上犯心阳之证。若情志失调，则肝胆气机不畅，少阳三焦水道不利，水湿内停而为患。另外，现今脑力劳动者增多，尤其各行各业竞争压力大，房子、车子、还贷等压力伴随而来，加之"忧思伤脾""思则气结"，思虑多而运动少，脾失运化之功，水湿内停，则疲乏、肥胖、少气懒言等症伴随而生。

以上为蔡柏教授根据临证所得总结的湿邪侵犯人体的常见病因。蔡柏教授深耕杏林数十载，结合岭南地区及雷州半岛地域特性，认为湿邪为患尤重，湿性黏腻不爽，最易妨碍脾胃升降之气机，故对于中土脾胃疾病的治疗重在于"运"。土运则湿化，故蔡柏教授提出具有岭南特色的"运土祛湿"之学术思想，并据此提出以下治疗法则。

健脾祛湿法：参苓白术散。

理脾行气法：柴芍六君汤。

温中祛寒法：理中汤、附桂理中汤、小建中汤、黄芪建中汤。

燥湿利水法：五苓散合平胃散。

健脾通便法：蔡氏健脾通便汤。

治病必求本，标本要兼治

脾胃病，多属本虚标实之证。

脾病之本多虚，主要责之气虚、阳虚，临床表现分为两个方面：一为脾脏运化功能的减弱，常见脘腹胀满、食后尤甚、口不知味、便溏、肢体浮肿等；二为气血生化不足，常见肢体倦怠、

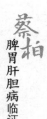

精神不振、面色萎黄、懒言等。

胃病之标多实，主要责之胃热、胃实两个方面。其中胃热主要表现为阳明经热和阳明腑热，常见大热、大渴、大汗、脉洪大或胃脘灼热、有口气、口腔溃疡等；胃实主要包括阳明腑实证的大便秘结和气机壅滞的胃痞。

对脾胃病的治疗，在临证遣方用药时，蔡柏教授根据慢性脾胃病气（阳）虚者占 90％以上的临床经验，在经方、时方的基础上，结合多年临床用药体会，自拟组成了脾、肝、胃同治的柴芍六君子汤，用于各种慢性脾胃病之脾胃气（阳）虚证，收到了显著疗效。

治疗脾虚证时，健脾常用甘味药。甘味药补益脾胃，但药性有偏温、偏寒之别。味甘性温者有补气助阳之功，适用于以脾胃气虚为主的病症；偏阳虚或脾胃虚寒者，又需辛热之品温补脾阳以助运化。如桂附理中汤加味治疗脾肾阳虚的慢性结肠炎（腹痛、泄泻）、脾胃虚寒的慢性胃炎（胃脘痛）。

此外，治疗脾虚证还常从祛湿着手，因为脾虚生湿，湿浊困脾，则常影响脾的运化功能。祛湿常用淡渗利湿、芳香化湿、苦以燥湿等法。

淡渗利湿：对于脾虚生湿，以致湿盛为患者，健脾尚需配薏苡仁、茯苓、猪苓、泽泻等渗湿利水之品，使水湿下渗而脾运得健，此即"利湿即所以健脾"。

芳香化湿：常用砂仁、豆蔻、佛手、藿香、佩兰等药物，使湿浊得化，脾气自健，如参苓白术散、藿朴夏苓汤、平胃散等。

苦以燥湿：脾为阴土，喜燥恶湿，治疗当遵《素问·至真要大论》"湿淫于内，治以苦热……以苦燥之"及《素问·脏气法时论》"脾苦湿，急食苦以燥之"之旨，对脾为湿困者宜用苦燥祛湿之品。

需要特别指出，对于脾胃病湿热蕴结者，清热不可纯用苦寒，以免苦寒太过伤及脾气。

　　临证时，还要特别注意"脾病多湿而治重温燥"，正如《金匮要略》所云：祛湿"当以温药和之"。因此，治疗湿盛困脾，总宜温燥健脾，并结合湿邪阻滞部位之不同，随证治之。如湿蒙于上，而致眩晕、首重如裹者，在甘温燥湿之药中宜合风药胜湿透窍，如天麻、细辛等；湿滞于中，而致脘闷、纳呆、呕逆者，宜伍芳香化湿、理气行湿之品，如豆蔻、藿香、佛手等；湿注于下，而致溺短、濡泻、鹜溏者，宜配淡渗之品以渗利，如泽泻、薏苡仁、猪苓等；湿泛肌表，而致身重肢肿者，在甘温健脾药中宜少佐解表燥湿之品以宣散祛湿，如五苓散合五皮饮等。

　　针对胃病多实证的病机，临床治疗思路如下。

　　阳明经热证，选用白虎汤加减。

　　阳明腑热证，选用清胃散加减。

　　阳明腑实证，选用承气汤加减。

　　胃痞证，选用半夏泻心汤加减。

审证须求因，辨证方论治

　　饮食失宜、饥饱失常、肝郁气滞常是脾胃病发病之因。当今社会，由于生活节奏增快、工作生活压力增大，不同程度地影响着人们的心情，改变了饮食规律，有的嗜食酸辣，有的经常大量饮酒，有的不吃早餐，有的暴饮暴食等，均可导致脾胃病发病或反复发作。因此，临床审证必求于因。

　　辨证论治是中医的灵魂，脾胃病的治疗尤其重视辨证论治。

以胃痛为例。

寒邪客胃证，见胃痛喜温恶冷，宜选良附丸加减。

饮食伤胃证，见胃痛进食尤甚，宜选保和丸加减。

肝气犯胃证，见胃痛随情绪波动，宜选柴胡疏肝散加减。

肝胃郁热证，见胃痛口苦躁烦，宜选丹栀逍遥散加减。

瘀血阻胃证，见胃刺痛且固定，宜选丹参饮合失笑散。

脾胃虚寒证，见胃痛喜温喜按，宜选黄芪建中汤加减。

胃阴不足证，见胃痛口干欲饮，宜选一贯煎合芍药甘草汤。

强调整体观，脏腑宜和谐

脾胃病，病位虽在脾胃，却关系肝、肾、肺。此乃中医之整体观念。五脏之中，唯肝与脾胃关系甚密，肝属木，脾胃属土，生理上木克土，病理上常见肝气犯胃、肝胃郁热等木土不和之证，故治疗脾胃病时必须辅以疏肝理气之品，"治肝可以安胃"。

同时根据脾虚、肝郁、胃滞的病理特点，在治法上提出"脾宜健，肝宜疏，胃宜和"的学术观点。对于脾胃虚寒之证，在温中健脾药中，也应注意酌加抑肝之品以防土虚木乘；对于脾胃气虚下陷之证，"土衰而木无以植"者，治当培土养肝。

脾胃与肺的关系在于肺与大肠相表里，故临证治疗呃逆、便秘之症，可于方中加入紫菀、枇杷叶、杏仁等降肺气之品，常能收到良好效果。如蔡柏教授临床常用加味枳术丸治疗便秘。

脾胃与肾的关系，在于脾胃阳气赖肾阳温煦，如临床上见到脾肾阳虚的泄泻病人常用桂附理中丸治疗。

脾与胃表里相合、生理相关，病则关联。脾气虚弱，影响胃的腐熟消化，极易导致胃滞，形成脾虚夹有胃滞；胃失和降，饮食积滞，又易影响脾的运化。益气健脾而不消胃滞，则胃已积之滞难除；仅消胃滞而不健脾，则脾气益伤，即使胃之积滞暂去，犹有复积之虞。因此，当脾胃同治，不可单治一方。

对于脾虚失其运化兼胃滞者，健脾益气之际常需配伍少量行气和胃之品，如砂仁、木香、陈皮、厚朴、枳壳等，以调畅气机，醒脾和胃，促脾之运，变"守补"为"通补"，即补中寓通，相辅相成。

胃病食积内停，治宜消食导滞，但食积日久，则损伤脾气，若单投消导，又易克伐正气，故当伍以健脾补气之品，如党参、白术、茯苓、白扁豆、山药等；亦消食和胃与健脾益气同施，消补兼顾，如枳术丸的运用。脾虚便秘则运用蔡氏健脾通便汤。

由于脾胃为人体气机升降出入之枢纽，故调治脾胃及治疗用药常顺其升降：若脾虚气陷致久泻、脱肛、便血、崩漏等，当以升阳举陷为主，但必须在益气健脾的基础上，否则为无源之水，故用药如黄芪、党参、白术、升麻、柴胡等；脾胃内伤，升降失司，清浊相干，浊阴不降而致呕吐、嗳气、呃逆、肠燥便秘、脘腹胀满等，当选和胃之品以降浊，如陈皮、半夏、砂仁、焦三仙、厚朴、旋覆花、代赭石、柿蒂、刀豆子等。

另外，治脾以升为主，调胃以降为要。由于脾升胃降是相对协调为用的，故脾气的升发，有助于胃气的下降；胃气的下降，亦有利于脾气的升发。因此，临证治疗脾胃病，常升降结合，分清病机，根据主次，随症施用。

寒热夹杂证，寒温宜并用

临床当中，常可见到胃热脾寒的情况，症见胃脘灼热痛、口苦口臭、大便稀烂、舌质淡、苔黄等，辨证当属寒热错杂，胃热脾寒证，治疗当清胃热暖脾寒，寒温并用，临证常选半夏泻心汤、乌梅丸等加减。

病机若相同，异病可同治

异病同治指不同的疾病，在其发展过程中，由于出现了相同的病机，因而采用同一方法治疗的法则。

如腹痛与胃痛属于不同的疾病，临床出现相同的肝郁气滞病机，治疗就可以选用同样的治法（疏肝理气）和方药（柴胡疏肝散）。

再如呕吐、泄泻、胃痞亦属于不同的疾病，当出现寒热错杂、虚实夹杂的病机，治疗就可以采用同样的治法（消补兼施、寒温平调）和方药（半夏泻心汤）。

湿热常互结，思维要灵活

因脾虚生湿，湿郁阻滞气机又可化热，故形成湿热蕴结之证。

湿为阴邪，热为阳邪，病理矛盾交错，病难速已。

治疗上祛湿当以温药和之，助脾运以化湿；清热宜用苦寒，用清热药宜中病即止，过则苦寒损伤脾气脾阳，热减宜及时加入健脾利湿之品，以治其本。

同时，佐以疏肝理气之品，气行则湿行，湿去则热无所存。运用这一观点治疗湿热黄疸等多种湿热病症，亦疗效卓著。

胃阴不足证，用药宜轻灵

脾胃疾病见于胃阴虚者，多因热性病（包括热性传染病）后期，高热伤阴，或胃病过用温燥之品而伤阴，或素体阴虚内热及其他疾病伤及胃阴。

因此，理气过于温燥则伤阴，养阴过于滋腻则助湿，故对胃阴虚的遣方用药，当药味宜轻，用量宜小，轻灵不蛮补。并根据脾胃气阴关系，在养胃阴的基础上酌加益气而不温燥的药物，对于脾胃阴虚证的治疗，收效显著。

对胃阴虚的各种胃病，常用柔润之品以滋养胃阴，多以叶天士的养胃汤为基础方，加白芍、知母、石斛、玉竹、天花粉、陈皮、鸡内金、焦三仙；气郁胀满者加郁金、乌药，慎用芳香理气过燥之品，以免损伤胃阴；疼痛者加延胡索，重用白芍；阴虚火盛者可酌加牡丹皮、玄参、地骨皮等。正如《临证指南医案》所云"胃喜柔润""阳明燥土得阴自安"。

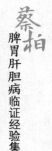

脾胃病用药特点及组方心得

脾胃病用药原则：温补勿过，慎用苦寒，少施滋腻，寒温并用，补养结合。

对脾胃病的治疗，在用药上，总以甘、平、温、轻灵之药性为主，常以甘温淡渗之方药作基础，随症加减。

除脾胃虚寒或湿热过盛，对大辛、大热之姜、附，苦寒泻下之硝、黄及滋阴腻补之品宜慎用和勿过用，以免损伤气阴。

对脾胃虚证，亦当注意运用行补、通补的原则，不可大剂峻补、壅补。在补药之中，酌加理气醒脾和胃之品，以调畅气机，使补而不壅，补不滞邪，通不伤正。胃阴不足者，酌加养胃阴之品，温补而不燥热伤阴。

在用药的剂量上，亦当轻灵为宜，宁可再剂，不可重剂。正如名医蒲辅周所言："中气虚馁，纯进甘温峻补，则壅滞气机，反而增加脾胃负担，甚则壅塞脾之运化，使胃腑更难通降。"此亦说明了脾虚病理和用药特点。况且，脾胃虚弱，每致气滞、食积、瘀血停留，若大剂壅补，则碍祛邪，故当补中寓行，轻剂收功，使中气渐强，运化得力，则正气渐复，脾病得愈。

归纳脾胃病组方心得如下。

遵经方之旨，不泥经方用药。

谨守病机，以平为期。

中病即止，不滥伐无过。

寒温并用，以求中和。

从顺其宜，病人乐于接受。

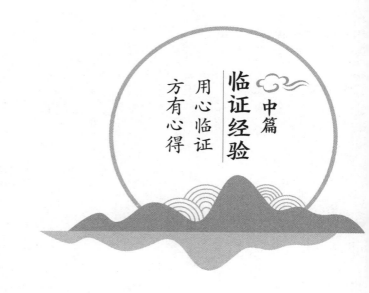

中篇

临证经验

用心临证
方有心得

微信扫描二维码
看名家亲讲视频

经方在脾胃病中的优势

慢性胃炎

一、概述

慢性胃炎是指不同病因引起的各种慢性胃黏膜炎性病变，包括慢性浅表性胃炎（CSG）和慢性萎缩性胃炎（CAG）。本病在临床上非常常见，有统计显示我国慢性胃炎发病率可达 60% 以上，且发病率随年龄的增长而增加，严重影响了人们的生活质量。

中医学认为，该病属于"胃脘痛""胃痞"等范畴。蔡柏教授对本病病因病机的认识及辨治经验阐述如下。

（一）辨明病因，详审病机

蔡柏教授认为，慢性胃炎的发病原因虽多，但集中在寒邪、药邪、饮食和情志四大方面。古人在论述痞满的病因病机上，多注重痰湿和中虚。单从病因特点上而论，虽有外感和内伤，但多重于内伤。具体概括为以下几点。

1. 寒邪

蔡柏教授指出，李杲在《兰室秘藏·中满腹胀论》中云："或多食寒凉，乃脾胃久虚之人，胃中寒则生胀满，或脏寒生满病。"可见寒邪与胃炎的发生密切相关。而今之人，常常贪凉饮冷，甚至无冷不欢。《素问·举痛论》云："寒气客于胃肠之间，膜原之下，血不得散，小络急引，故痛。"又云："寒气客于肠胃，厥逆上出，故痛而呕也。"

2．药邪

蔡柏教授认为，今之人之疼痛，血管瘀堵较多，故服用非甾体抗炎药（如双氯芬酸钠等）和抗凝药物（如阿司匹林等）较多，这些药物最容易损伤胃黏膜，导致胃炎的发生。

3．饮食

蔡柏教授常讲，当今之人，暴饮暴食者，或不按时吃饭者，或为减肥减少进餐者比比皆是，王纶循李杲之说，从脾胃立论，在《明医杂著》中谈道："惟饮食不节，起居不时，损伤脾胃，胃损则不能纳，脾损则不能化，脾胃俱损，纳化皆难，元气斯弱，百邪侵而饱闷、痞积……等症作矣。"

4．情志

蔡柏教授常说，现代社会，生活、工作节奏加快，不少人因来自工作、家庭和感情的多重压力，情志失和，气机乖戾，升降失司，则可见胃痛、痞满等症。巢元方《诸病源候论》认为致痞之因乃"忧气积，或坠堕内损"所为，林珮琴也认为"暴怒伤肝，气逆而痞"。《医学正传》载："关脉弦而迟者，必心下坚，肝木克脾土……气不舒则痞。"

（二）分型证治

蔡柏教授根据中医病因分析及多年的临床经验总结，将本病分为以下 7 个证型，详述如下。

1．肝胃气滞证

证候：胃脘胀痛，或伴胀满不适，嗳气频作，胁肋胀痛，胸闷不舒，症状因情绪因素诱发或加重。舌苔薄白，脉弦。

治法：疏肝理气。

拟方：柴胡疏肝散加减。

柴胡 10g　　　陈皮 10g　　　枳壳 10g　　　白芍 10g

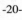

脾胃肝胆病临证经验集

炙甘草 5g　　　香附 10g　　　　川芎 10g　　　　瓦楞子 30g(先煎)

佛手 10g　　　百合 10g　　　　乌药 10g　　　　柿蒂 10g

方中柴胡功擅疏肝解郁，用以为君；香附理气止痛，川芎活血行气以止痛，二药合用，助柴胡以疏肝经之郁滞，并增行气活血止痛之效，共为臣药；陈皮、枳壳理气行滞，佛手理气和胃止痛，柿蒂降逆止呃，百合滋阴润胃，白芍、炙甘草缓急止痛，乌药行气止痛，瓦楞子制酸止痛，共为佐药；炙甘草并能调和诸药。诸药合用，共奏疏肝理气、和胃止痛之效。

2. 肝胃郁热证

证候：胃脘灼痛或嘈杂不适，反酸，心烦易怒，口干口苦，大便干燥。舌质红苔黄，脉弦或弦数。

治法：疏肝清热。

拟方：小柴胡汤合左金丸加减。

柴胡 10g　　　黄芩 10g　　　　党参 15g　　　　法半夏 10g

乌药 15g　　　延胡索 15g　　　川楝子 10g　　　制香附 10g

苏梗 15g　　　浙贝母 15g　　　海螵蛸 20g　　　陈皮 10g

黄连 3g　　　吴茱萸 5g

方中柴胡苦平，入肝胆经，透泄少阳之邪，并能疏泄气机之郁滞，使少阳半表之邪得以疏散，为君药。黄芩苦寒，清泄少阳半里之热，为臣药。柴胡之升散，得黄芩之降泄，两者配伍，是和解少阳的基本结构。胆气犯胃，胃失和降，佐以法半夏、苏梗和胃降逆止呕；邪从太阳传入少阳，缘于正气本虚，故又佐以党参益气健脾，一者取其扶正以祛邪，一者取其益气以御邪内传，俾正气旺盛，则邪无内向之机；乌药、延胡索行气止痛；香附疏肝解郁，理气宽中；川楝子清肝泄热，行气止痛；陈皮理气健脾；浙贝母清热解毒；海螵蛸制酸止痛；黄连清肝火、泄胃热，使肝火得清，自不横逆犯胃；又佐以少量辛热之吴茱萸，疏肝解郁，又可制黄连之寒，共为佐使药。诸药合用，共奏疏肝清热、和胃止痛之效。

3. 脾胃湿热证

证候：胃脘闷痛或痞满，食少纳呆，恶心欲呕，口干口苦，身重困倦，小便短黄。舌质红，苔黄腻，脉滑或数。

治法：清热化湿。

拟方：半夏泻心汤加减。

法半夏10g	黄芩10g	黄连10g	党参20g
柴胡10g	枳实15g	白芍20g	苏梗15g
浙贝母15g	蒲公英30g	延胡索15g	砂仁5g（后下）

方中以辛温之法半夏为君，清热燥湿。臣以黄芩、黄连，其苦寒以清热化湿，泄热开痞；蒲公英、浙贝母清热燥湿。然中虚失运，故方中又以党参健脾益气，柴胡疏肝解郁，白芍柔肝养血，延胡索、枳实行气止痛，苏梗行气宽中，砂仁和胃止痛，共为佐药。全方合用，共奏清热化湿之效。

4. 脾胃气虚证

证候：胃脘隐痛或胀满，餐后明显，饮食不慎后易加重或发作，纳呆食少，疲倦乏力，少气懒言，四肢不温，大便溏薄。舌淡或有齿印，苔薄白，脉沉弱。

治法：健脾益气。

拟方：柴芍六君子汤加减。

党参20g	白术15g	茯苓20g	陈皮5g
法半夏10g	柴胡10g	白芍15g	砂仁5g（后下）
炙甘草5g	乌药10g		

方中党参、白术、茯苓、炙甘草为四君子汤组成，重在健脾益气渗湿，为脾虚的基础方；柴胡、白芍二者配伍，一散一收，重在疏肝柔肝，敛阴和营；陈皮、法半夏配伍，降逆和胃理气，

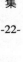

法半夏性辛散温燥，入脾胃经，取其和胃降逆，陈皮性味辛温，入脾胃经，善于理气；砂仁和乌药行气止痛。诸药合用，共奏疏肝健脾和胃之功。

5. 脾胃虚寒证

证候：胃痛隐隐，绵绵不休，喜温喜按，劳累或受凉后发作或加重，泛吐清水，纳呆食少，神疲倦怠，手足不温，大便溏薄。舌淡苔白，脉虚弱。

治法：温中健脾。

拟方：良附丸加减。

高良姜 10g	制香附 10g	百合 20g	乌药 10g
丹参 20g	木香 10g（后下）	桂枝 10g	白芍 20g
砂仁 10g（后下）	竹茹 10g	浙贝母 15g	陈皮 10g

方中高良姜辛热，温胃散寒，和中止痛，为君药。制香附理气止痛，为臣药。桂枝辛温，温经散寒，温通血脉；白芍养血和营；乌药、木香行气止痛；丹参活血化瘀；陈皮理气健脾；砂仁温脾和胃；百合滋养胃阴；浙贝母、竹茹清热利湿，以防高良姜辛热太过，共为佐使药。全方合用，共奏温中健脾、散寒止痛之效。

6. 胃阴不足证

证候：胃脘灼热疼痛，胃中嘈杂，似饥而不欲食，口干舌燥，大便干结。舌红少津或有裂纹，苔少或无，脉细或数。

治法：养阴益胃。

拟方：益气养阴化湿汤（自拟方）。

太子参 15g	石斛 15g	黄芪 15g	柴胡 15g
苍术 15g	炒白术 15g	麦冬 15g	百合 10g
佛手 10g	藿香 15g	佩兰 15g	陈皮 10g
甘草 5g			

方中石斛、麦冬为君，甘寒清润，既养胃阴，又能清胃热。

太子参味甘性平，健脾益气生津；白术、黄芪甘温健脾，益气养胃，共为臣药。佐以苍术、藿香、佩兰健脾化湿，和中止痛；佛手、陈皮健脾理气止痛；柴胡疏肝解郁，使肝气不得犯胃，胃气自复；百合滋阴养胃。甘草调和诸药，为使药。全方合用，共奏益气养阴化湿之效。

7. 瘀阻胃络证

证候：胃脘疼痛，痛有定处，痛处拒按，面色暗滞，或有黑便。舌质暗红或有瘀点、瘀斑，脉弦涩。

治法：活血通络。

拟方：丹参饮合失笑散加味。

丹参 10g	蒲黄 10g	砂仁 5g（后下）	五灵脂 10g
木香 5g（后下）	莪术 10g	三七 10g	延胡索 10g

方中五灵脂苦咸甘温，入肝经血分，功擅通利血脉，散瘀止痛；蒲黄甘平，行血消瘀，炒用并能止血，二者相须为用，为化瘀散结止痛的常用组合，共为君药。臣以丹参、三七、莪术活血化瘀通络，延胡索行气止痛。佐木香、砂仁，故行气止痛之力较优，但行气而又不伤阴。诸药合用，药简力专，共奏祛瘀止痛、推陈出新之功，使瘀血得去，脉道通畅，则诸症自解。

二、治验医案

1. 慢性浅表性胃炎（肝胃气滞证）案

王某，女，55岁。2012年6月初诊。

主诉：反复上腹部胀痛10余年。

病史：患者上腹部胀痛，连及胸胁，每因家庭琐事生气后诱发，时有嗳气，嗳气后胀痛可缓解，无反酸，略感口苦，无口干，大便不爽，小便调。舌淡红，苔薄白，脉弦细。

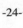

辅助检查：电子胃镜检查提示慢性浅表性胃炎，碳13呼气试验提示幽门螺杆菌（Hp）阴性。

辨证：肝胃气滞。

拟方：柴胡疏肝散加减。

柴胡10g	陈皮10g	枳壳10g	白芍10g
炙甘草5g	香附10g	川芎10g	瓦楞子30g
佛手10g	百合10g	乌药10g	柿蒂10g

5剂，日1剂，煎水400mL分早晚两次饭后服。平素注意情志调养。

二诊：5剂后，患者上腹部胀痛明显好转，效不更方，再服用5剂，诸症悉除。

【按语】本例患者上腹部胀痛，连及胸胁，生气后诱发，舌脉符合肝胃气滞证。蔡柏教授认为肝与脾胃的关系十分密切，在辨治脾胃病时，亦应知"知肝传脾"。蔡柏教授以柴胡疏肝散加陈皮、佛手、百合、柿蒂等疏肝理气的药物进行治疗，效果明显。

2. 慢性萎缩性胃炎（脾胃气虚证）案

蔡某，男，60岁。2012年11月初诊。

主诉：反复上腹部隐痛30余年。

病史：患者反复上腹部隐痛，饭后加重，胃纳差，口淡无味，乏力，时有头晕，大便稀溏，每日1～2次，小便可。舌淡胖，舌苔薄白，脉细弱。

辅助检查：门诊行电子胃镜检查提示慢性胃炎伴糜烂；病理检查提示慢性萎缩性胃炎伴糜烂、轻度肠上皮化生；碳13呼气试验提示Hp阴性。

辨证：脾胃气虚。

拟方：柴芍六君子汤加味。

党参20g	白术15g	茯苓20g	陈皮5g

法半夏 10g　　柴胡 10g　　　白芍 15g　　　砂仁 5g（后下）

炙甘草 5g　　乌药 10g

7 剂，日 1 剂，煎水 400mL 分早晚两次饭后服。平素忌食辛辣。

二诊：上腹部隐痛较前缓解，胃口好转，守上方再予 7 剂口服。

三诊：上腹部隐痛明显缓解，纳可，大便成形，头晕及乏力好转，时有嗳气。原方中加厚朴 15g 以理气。

患者连续服药 1 个月，上诉症状明显好转。此后每月均复诊 1 次。2013 年 1 月复查电子胃镜示胃黏膜糜烂好转、肠上皮化生消失，提示慢性胃炎；病理检查提示慢性萎缩性胃炎。

【按语】蔡柏教授认为，慢性萎缩性胃炎本质系脾胃气虚，治疗上扶正是根本。脾胃气虚，内外之邪乘虚而入，导致脾胃纳呆，脾运失健，气机升降失调。因此，蔡柏教授主张以健脾和胃、行气止痛为法，提高脾胃的自身修复能力。此治疗本病的根本，以达治病求本之效。

本案方由 10 味药组成。其中，党参甘温益气，健脾养胃，为君药。白术苦温，健脾燥湿，加强益气助运之力，为臣药。茯苓甘淡平，健脾渗湿，茯术合用，则健脾祛湿之功效更显。陈皮辛行温通，行气止痛，健脾和中。法半夏燥湿化痰，降逆止呕。砂仁化湿醒脾，行气温中。乌药行气止痛。柴胡、白芍重在疏肝柔肝。柴胡味苦微辛，性微寒，入肝经，为疏肝解郁之要药，柴胡量大则散，意在梳理气滞；白芍性味酸甘，柔肝止痛，敛阴和营，二者配伍，一散一收，符合肝的生理特性。炙甘草调和诸药，和中止痛。诸药合用，攻补兼施，促进脾胃运化，调和肝脾，具有疏肝健脾和胃之功效。现代药理研究表明，柴芍六君子汤加味方有抗炎、镇痛、促进胃肠动力、调节胃酸分泌、增强机体免疫力的功效。

3.慢性浅表性胃炎（脾胃湿热证）案

杨某，男，40岁。2013年12月初诊。

主诉：反复上腹部胀痛不舒1年余。

病史：患者自述胃脘痛，心下胀满不舒，进食后尤甚1年余。患者平素因工作原因经常饮酒，吸烟多年，喜肥甘厚味之品。平时嗳气频繁，时有恶心，胃中嘈杂不适，偶有反酸、烧心感，口苦，身体困重，大便稀溏，小便黄。舌红，舌苔黄腻，脉濡。

辅助检查：电子胃镜提示十二指肠球部多发溃疡A2期、慢性浅表性胃炎伴糜烂。碳13呼气试验提示Hp阳性。

辨证：脾胃湿热。

拟方：半夏泻心汤加减。

法半夏10g	黄芩10g	黄连10g	党参20g
柴胡10g	枳实15g	白芍20g	苏梗15g
浙贝母15g	蒲公英30g	延胡索15g	砂仁10g（后下）

7剂，日1剂，煎水400mL分早晚两次饭后服。嘱患者生活规律，清淡饮食，戒烟、限酒，加强运动。

二诊：7剂药后症状大减，效不更方，继服5剂病愈。

【按语】蔡柏教授认为，脾胃病多有虚实夹杂、寒热交错之证。岭南地区为湿热之地，其人多湿热之体质，但间见寒热错杂之证，故配伍用药中常于寒剂中加一两味热药，热剂中加一两味寒药。本案患者脾胃升降失司，因饮食不节、饮酒等引起湿热内生，湿热内阻中焦，中焦热结，故见胃脘痛、恶心、胃中嘈杂、烧心、口苦，而身体困重、大便稀溏又为寒湿。本案中患者寒象不重而偏湿热，故用方在半夏泻心汤的基础上减去干姜而多用理气清热除湿之品，如加入浙贝母、蒲公英以加强清热之效，同时促进溃疡愈合，加入柴胡、枳实、苏梗以疏肝理气，延胡索以止痛，砂仁以行气理脾。临证时，在保持经方基本组成的基础上，根据病情化裁，方可收获全功。

三、学生之研究或临证发挥

（一）学生之研究

蔡柏教授的 2014 届硕士研究生马立华，发表硕士研究生毕业论文《柴芍六君子汤加味临床疗效观察》，通过整理挖掘导师治疗慢性萎缩性胃炎的思维模式及临床经验，观察经验方"柴芍六君子汤加味"治疗慢性萎缩性胃炎脾胃虚弱型的临床疗效，并对其进行客观评价。根据随机分组的原则，将已确诊为脾胃虚弱型慢性萎缩性胃炎患者 46 例按比例（1：1）随机分为治疗组与对照组。治疗组用柴芍六君子汤加味方，对照组用中成药胃复春，疗程为 2 个月，观察两组患者治疗前后临床症状和体征、胃镜下胃黏膜改变、病理组织学检查（包括胃黏膜慢性炎症病理组织分级、腺体萎缩病理组织分级、肠上皮化生病理组织学分级）、中医证候疗效积分、安全性评价、不良反应监测，并参照《中药新药临床研究指导原则》慢性萎缩性胃炎疗效判定标准，比较两组的治疗效果。其中治疗组柴芍六君子汤加味方治疗慢性萎缩性胃炎脾胃虚弱型，总有效率为 91.30%；对照组胃复春治疗慢性萎缩性胃炎脾胃虚弱型，总有效率为 69.57%，治疗组的总有效率明显高于对照组，具有统计学意义。两组病例治疗前后中医疗效分析：治疗组治疗后痊愈 8 例，显效 8 例，有效 5 例，无效 2 例，总有效率为 91.30%；对照组治疗后痊愈 2 例，显效 4 例，有效 10 例，无效 7 例，总有效率为 69.57%，两组疗效有显著差异，治疗组中医疗效优于对照组。

柴芍六君子汤加味方治疗慢性萎缩性胃炎脾胃虚弱型有良好

的疗效，疗效优于胃复春。柴芍六君子汤加味方也可以较好地改善慢性萎缩性胃炎胃黏膜炎症分级、腺体萎缩分级及改善肠上皮化生程度，可以控制慢性萎缩性胃炎向胃癌前期病变及癌变的进展过程。柴芍六君子汤加味方具有疏肝、健脾、和胃的功效，符合慢性萎缩性胃炎脾胃虚弱的基本病机，故取得良好的疗效。并且本方用药安全，无不良反应。所以说，柴芍六君子汤加味方是治疗慢性萎缩性胃炎脾胃虚弱型安全有效的方药。

（二）学生临证发挥

钟某，男，45岁。2017年6月初诊。

主诉：反复上腹部隐痛3年余。

病史：3年前患者无明显诱因出现上腹部隐痛，呈阵发性发作，曾在当地多家医院服用中西药物治疗，疼痛时止时发，经人介绍前来就诊。现症见上腹部隐痛，呈阵发性发作，疼痛尚能忍受，无放射痛，进食后疼痛明显，痞胀不适，时有嗳气、反酸，无恶心，无呕吐胃内容物及咖啡样物，无恶寒发热，头晕，以昏沉感为主，无晕厥及意识障碍，无头痛，略感胸闷，无心慌，纳可，睡眠一般，大便稀烂，每日2～3次，无黑便，无黏液脓血便，小便调。近期体重未见明显下降。

辅助检查：电子胃镜提示慢性浅表性胃炎，胃息肉。碳13呼气试验提示Hp阴性。

辨证：脾胃气虚。

拟方：柴芍六君子汤加减。

党参20g	白术15g	茯苓20g	陈皮5g
法半夏10g	柴胡10g	白芍15g	砂仁5g（后下）
炙甘草5g	乌药10g		

3剂，日1剂，煎水400mL分早晚两次饭后服。

二诊: 3 剂药后患者症状大减，效不更方，继服 7 剂症状消除。

胃食管反流病

一、概述

胃食管反流病（GERD）是常见的消化系统疾病，是指胃内容物反流进入食管，致食管及其黏膜损伤而出现的一系列的慢性症状，其中以反酸、烧心为主要临床表现。其发病率有逐渐增高的趋势，严重影响患者的生活质量。本病以抑酸药质子泵抑制剂（PPI）作为治疗手段，但仍有 10% ～ 40% 的患者无效，被称为难治性胃食管反流病（rGERD）。

中医学称其为"吐酸""吞酸""食管瘅""噫醋"等，最早见于《素问·至真要大论》。其云："少阳之胜，热客于胃，烦心心痛，目赤欲呕，呕酸善饥……诸呕吐酸，暴注下迫，皆属于热。"后世诸多医家均对本病有所认识。东汉张仲景《伤寒论·平脉法》云："噫而吞酸。食卒不下。气填于膈上也。"隋代巢元方《诸病源候论》认为："噫醋者，由上焦有停痰，脾胃有宿冷，故不能消谷，谷不消则胀满而气逆，所以好噫而吞酸，气息醋臭。"金元时期刘完素《素问玄机原病式》云："吐酸：酸者，肝木之味也。由火盛制金，不能平木，则肝木自甚，故为酸也。"宋代陈无择《三因极一病证方论》云："夫中脘有饮则嘈，有宿食则酸，食后噫醋吞酸，皆宿食证，俗谓之咽酸是也。"总体来说，本病从病性方面考虑，寒热虚实皆可致病，病变脏腑古医家认为以脾、胃、肝为主，病理因素与气血、痰饮、湿热相关或相兼夹。

蔡柏教授长期从事消化系统疾病的诊治工作，对于本病也有自己的心得体会，现将其对本病病因病机的认识及辨治经验阐述如下。

（一）辨明病因，详审病机

蔡柏教授认为，本病病因病机复杂多变，主要为感受外邪、寒热客胃，或情志不遂、七情内伤，或饮食、烟酒无度，或后天禀赋不足、脾胃虚弱，或久病灼伤阴液、胃阴不足等，致胃失和降，胃气上逆，发为吐酸。本病病位在食管和胃，与肝、脾等脏腑功能失调密切相关，辨证治疗时应"审查病机，无失气宜"。

1. 感受外邪，寒热客胃

摄食不当，过食寒凉或辛辣之物，使脾胃气滞，胃失和降，气逆于上，可致吐酸。《素问·至真要大论》云："诸呕吐酸……皆属于热。"《景岳全书》云："凡肌表暴受风寒，则多有为吞酸者……故凡寒气一入，则胃中阳和之气被抑不舒，所以滞浊随见而即刻见酸。"现代研究表明，进食咖啡、巧克力、辛辣、过酸或高脂的食物可致食管黏膜屏障功能损害，细胞间隙增宽；酸接触细胞间隙的感觉神经末梢，也可导致下食管括约肌暂时性松弛，增加反流物对食管黏膜的损伤。

2. 情志不遂，七情内伤

现代生活节奏快，精神紧张，压力大，七情内伤，忧思郁怒，可致肝失疏泄，横逆犯胃，胃失和降，浊气上逆，发为本病。《症因脉治》指出："恼怒忧郁，伤肝胆之气，木能生火，乘胃克脾，则饮食不能消化，停积于胃，遂成酸水浸淫之患矣。"现代研究表明，成人 GERD 的发病因素中，一部分患者可能与焦虑、抑郁有关，生活事件可诱发食管高敏感性，产生烧心症状。

3. 饮食不节，烟酒无度

饮食不节，恣食辛辣厚味，损伤脾胃，或饮酒无度，助湿生痰，酿湿热，脾胃受纳升降失常，或吸烟无度，灼伤胃经，均导致胃气不和，发为本病。尤其是广东地区偏湿热，湿困脾土，气机升降失常而致病。《诸病源候论》云："此由饮酒多食鱼脍之类，腹内痞满，因而成渴，渴又饮水，水气与食结聚，兼遇寒气相加，所以成癖。癖气停聚，乘于脾胃，脾胃得癖气不能消化，故令宿食不消。腹内胀满，噫气酸臭，吞酸，气急，所以谓之酒癖宿食不消也。"现代研究表明，饮食性硝酸盐产生的一氧化氮可能参与GERD 相关食管疾病的发病机制，外源性的一氧化氮可影响胃食管交界处临近上皮完整性，高浓度范围的一氧化氮可能足以穿透上皮，从而影响食管下段括约肌中平滑肌细胞，最终导致平滑肌的松弛和胃内容物反流进入食管。此外，高浓度一氧化氮可引起一系列的致癌作用。

4. 禀赋不足，脾胃虚弱

脾胃虚弱，土虚木乘，致木气恣横无制，肝木乘克脾土，导致肝脾不和；或运化无力，脾虚湿滞，浊阴不降，胃气反逆。《景岳全书》云："夫酸本肝木之味，何不曰火衰不能生土，则脾气虚而肝邪侮之，故为酸也。"明代刘全德《考证病源》云："咽酸者，酸水刺心也。吐酸者，吐出酸水也。俱是脾虚不能运化，饮食郁积已久，湿热内生，湿热相蒸，遂作酸也。"现代研究认为，在同卵双生和异卵双生子中，GERD 的发病率均为18%，提示遗传因素在 GERD 发病中有重要作用；且发现小儿 GERD 相关基因（$GERD_1$）位于染色体 Bq 14 上，位置可能靠近 SNP 160 或 SNP 168。

5. 久病伤阴，胃阴不足

外受燥热之邪，内传中焦，伤及胃阴，或肝郁日久化热，灼

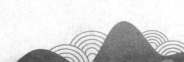

伤胃津，或过食温燥之物，耗伤胃阴，或久病体虚，精血亏虚，胃阴不足，胃失濡养，胃气上逆，发为本病。《临证指南医案》云："噎膈反胃，名虽不同，病出一体，多因气血两虚而成……以调化机关，和润血脉为主，阳气结于上，阴液衰于下。"现代研究表明，非糜烂性反流病（NERD）患者夜间出现胃灼热感现象可能与夜间酸突破有关，PPI 是目前最有效的抑酸药物，但并不能抑制静止状态质子泵，晚间加服安神补脑液和雷尼替丁对于 NERD 夜间胃灼热症状的改善更为明显，而安神补脑液是以鹿茸、淫羊藿、制何首乌等中药为主的制剂，其功能为健脑安神、生精补髓、益气养血，适用于神经衰弱、失眠、健忘、头晕等。

此外，蔡柏教授还认为本病若伴见呼吸系统症状，应与肺失宣肃相关。肝升肺降促进脾运胃纳和脾升胃降，从而保证胃的功能正常发挥。脾为生痰之源，肺为贮痰之器，肝气不升，肺失肃降，致痰气郁阻于胸膈，上逆于咽喉，故可症见胸胁胀满、疼痛、咳嗽、咳痰、气紧、咽部有痰等呼吸系统症状。《丹溪心法》云："吞酸者，湿热郁积于肝之久，不能自涌而出，伏于肺胃之间。"现代研究表明，严重的胃食管反流病者，食管蠕动收缩的幅度明显降低，可导致反流物清除减少，食管的酸暴露时间延长，可以引发甚至加重食管黏膜的损害和食管外症状，如咽喉炎、慢性喉炎等。

（二）分型证治

蔡柏教授根据中医病因分析及多年的临床经验总结，将本病分为以下 5 个证型。

1. 肝胃郁热证

证候：平素性情急躁易怒，反酸、烧心明显，伴胸痛连及胁肋部，或善太息，或胃脘部嘈杂不适，或口干、口苦、心烦，或易饥。舌红，苔黄，脉弦或弦数。

辨证分析：平素性情急躁易怒患者，易肝气不舒，横逆犯胃，肝喜条达而恶抑郁，肝气郁结，易出现胸痛、善太息；肝经经脉布胁肋，循少腹，故可出现胸痛连及胁肋部；肝胆互为表里，若肝热夹胆火上乘，则口苦、口干；肝木郁久化热，横克胃土，胃气上逆，故可出现反酸、烧心；胃脘部嘈杂不适，日久则易饥。舌红，苔黄，脉弦或弦数，为肝胃郁热之外候。

治法：健脾疏肝，泄热和胃。

拟方：柴平散合左金丸加减。

柴胡 10g	白芍 10g	枳壳 10g	甘草 5g
苍术 10g	川芎 10g	香附 10g	陈皮 5g
厚朴 10g	黄连 3g	吴茱萸 5g	

方中柴胡性味苦辛凉，主入肝胆，宣畅气机，疏肝解郁，为君药。苍术为辛散之品，能燥湿健脾，降逆和胃，与君药相伍，能培土制木；香附专入肝经，疏肝行气止痛；枳壳性降，陈皮健脾理气，厚朴下气通腑，与香附共同调理中焦气机，共为臣药。白芍养阴柔肝，缓急止痛，防疏肝行气药疏散太过；川芎活血行气止痛；黄连苦寒，能使肝胃郁热得清；吴茱萸辛热，开肝郁，降胃逆，助黄连和胃降逆，共为佐药。甘草调和诸药。全方合用，使肝火清、胃气降，共奏健脾疏肝、泄热和胃之功。

反酸、烧心明显者，可加用瓦楞子、海螵蛸；嗳气明显者，加代赭石、旋覆花；胸痛明显者，可加全瓜蒌；胁痛明显者，可加延胡索、川楝子等。

2. 脾虚湿热证

证候：久居湿热之地，餐后反酸、饱胀感明显，或有胸骨后烧灼感，或周身闷胀不舒、乏力，或不欲饮食，或大便溏而不爽。舌淡红或胖，苔薄黄，脉细滑数。

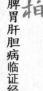

辨证分析：久居湿热之地，易感湿热之邪，脾属中焦，为太阴湿土，喜燥恶湿，湿困脾土，运化无力，助长湿邪，病情缠绵难愈。脾不升清，浊气不得下降，故可见周身闷胀不舒，餐后饱胀感，大便溏；脾胃升降失和，故可见反酸、胸骨后烧灼感；湿邪凝滞，可郁久化热，故可见大便溏而不爽；舌淡红或胖，苔薄黄，脉细滑数，为脾虚湿热之外候。

治法：健脾和胃，行气祛湿。

拟方：枳实消痞丸加减。

白术 15g	半夏 10g	党参 15g	枳实 10g
厚朴 10g	生姜 3 片	炙甘草 5g	麦芽 30g
茯苓 15g	黄连 3g		

方中枳实苦辛微寒，归脾、胃经，能行气消痞，为君药。厚朴苦辛而温，归脾胃、大肠经，能行气燥湿除满，为臣药。两者相伍，能增强行气消痞除满之效。黄连味苦性寒，归心、肝、胆、脾、胃、大肠经，能清热燥湿而除痞；半夏味辛性温，归脾、胃经，能燥湿化痰消痞，降逆止呕和胃；生姜味辛性微温，能温中止呕，三味相伍，辛开苦降，平调寒热，共助枳、朴行气消痞除满之功；麦芽甘平，能消食和胃；党参、白术、茯苓、炙甘草（四君子汤）能益气健脾，祛湿和中。以上共为佐药。炙甘草还兼调和诸药之功。全方使脾胃和、痞气消，共奏健脾和胃、行气祛湿之效。

若胁肋部疼痛明显者，可加用木香、柴胡、郁金；若湿热明显者，可加用吴茱萸、黄芩、竹茹、蒲公英等。

3.气郁痰阻证

证候：平素忧思过度之人，胸闷不适，咽喉部梗阻不适感，或频发嗳气，或吞咽困难，或声音嘶哑，或咽痒呛咳，或上述证候以夜间发作为主。舌淡红，苔白腻，脉弦滑。

辨证分析：人的情志与气机活动相关，肝主全身气机升降，喜条达而恶抑郁，肝气不舒，故可见嗳气频发，胸闷不适；肝木乘脾，脾失运化，炼液成痰，肝气郁久可循经上逆，痰气汇聚于咽喉，故可出现咽喉部梗阻不适，吞咽困难，声音嘶哑，咽痒呛咳；肝气郁结，肝不藏血，故上述症状以夜间发作明显。舌淡红，苔白腻，脉弦滑，为本证之外候。

治法：行气化痰解郁。

拟方：逍遥散合半夏厚朴汤加减。

柴胡 10g	白芍 10g	当归 10g	白术 15g
茯苓 15g	生姜 3 片	薄荷 5g	甘草 5g
半夏 10g	厚朴 10g	苏叶 10g	

逍遥散中柴胡能疏肝解郁，条达肝气，为君药。当归能养血活血止痛；白芍能养血柔肝，缓急止痛，为臣药。君臣相伍，血充则肝和，养肝体而助肝用。半夏能化痰散结，降逆和胃；厚朴能燥湿化痰，下气除满，半夏相配，能增强散结降逆之功；苏叶芳香行气，能开宣肺气，助厚朴行气宽胸，宣通郁结之气。白术、茯苓能健脾祛湿和中，使运化有权，气血有源；加薄荷少许，能透达肝经之郁热；生姜温胃和中，且能制半夏之毒，为使药。甘草能调和诸药。两方相合，使肝气疏，脾气健，痰气行，共奏行气化痰解郁之效。

若气郁明显者，可加用香附、郁金；若气郁化火者，可加用牡丹皮、栀子；失眠明显者，可加用合欢花；咽干者，可加用天花粉、玉竹等。

4. 中虚气逆证

证候：素体虚弱或久病伤脾碍胃，反酸、嗳气明显，胃脘部隐痛，或泛吐清水，或脘腹胀满，或食欲不振，或神疲乏力，或大便稀溏。舌淡红，苔薄白，脉细弱或沉细。

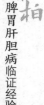

脾胃肝胆病临证经验集

辨证分析：本病日久，中焦受损，脾胃虚弱，运化无力，升降失和，故可见脘腹胀满，食欲不振，神疲乏力，大便稀溏。脾胃同属中焦，水谷气机壅滞不行，清气难升，浊气不降，胃气上逆，故可见反酸、嗳气明显，呕吐清水。舌淡红，苔薄白，脉细弱或沉细，为本证之外候。

治则：健脾和胃理气。

拟方：补中降逆饮加减。

炒白术 30g　　茯苓 15g　　　枳壳 10g　　　陈皮 5g

柴胡 10g　　炙甘草 5g

炒白术为补益脾气第一要药，能健脾燥湿益气；茯苓能健脾渗湿，两药相合，使脾气复、水湿得去，为君药。柴胡能疏解肝郁，条达肝气，枳壳能行气散结，二药相伍，一升一降，使肝气顺畅，胃气得降，肝胃同治，中焦升降得复，共为臣药。陈皮能理气健脾，燥湿化痰，配伍枳壳理气通腑之气倍增。炙甘草能调和诸药。全方使脾气健、胃气和、肝气顺，共奏健脾和胃理气之效。

反酸明显者，可加白芍、瓦楞子；胃脘痛明显者，可加延胡索、川楝子、香橼、乌药；烧心明显者，可加黄连、吴茱萸；嗳气显著者加豆蔻、佛手、砂仁等；胃阴不足者，可加用北沙参、麦冬、石斛等。

5. 胃阴不足证

证候：多见于形体消瘦者，反酸、烧心明显，胃脘部隐痛、嘈杂，或咽干口燥，或饥不欲食，或痞满恶心，或大便干结难解。舌红少苔少津，脉细数。

辨证分析：本病或因饮食不节，过食辛辣温燥之物，或肝郁化火伤津，或久病精血亏损，均可致胃阴不足，胃失和降，故可见反酸、烧心、恶心；胃阴不足，胃失润养，故可见胃脘部隐痛、嘈杂；胃受纳失司，故可见饥不欲食、痞满；津液无以上承及滋润，故可见咽干口燥，大便干结难解；舌脉为本证之外候。

治则：养阴益胃理气。

拟方：益胃汤加减。

生地黄15g　　麦冬15g　　北沙参10g　　玉竹10g

枳壳10g　　甘草5g

生地黄味甘苦，性凉，归心、肝、肾经，能养阴生津；麦冬能养阴生津，润肺止咳，二药合用，能滋阴益胃清热，兼以润肠通便，共为君药。北沙参、玉竹能加强君药益胃养阴之力；枳壳能行气宽中，行滞消胀，为通降胃腑之品，并可制约补养药之滋腻；甘草能调和诸药。全方共奏清胃热、益胃阴、降胃腑之功。

痞满明显者，可加用炒鸡内金、焦神曲、焦山楂；肠燥便秘明显者，可加用少量生大黄、白芍、玄参；后期若出现气短、乏力者，可酌情加用黄芪、太子参等。

二、治验医案

孙某，女，56岁。2017年5月初诊。

主诉：胸闷不舒1年余。

病史：患者于教师职业退休后逐渐出现胸闷不舒，伴咽部痰阻感，咳之不出，吞之不下，咽干伴口干，嗳气频作，偶有吞咽困难不适感，夜间明显，纳差，大便不爽、量少、2～3天1次，夜寐差，上述症状夜间明显，小便可，已绝经，无胸痛，无头晕、心慌，无咳嗽、咳痰，双下肢不肿，精神焦虑，言语多，善太息，形体正常。舌淡红，苔微黄腻，脉弦滑。

辅助检查：电子胃镜检查示慢性浅表性胃炎，反流性食管炎（LA-B级）。

辨证：气郁痰阻。

拟方：逍遥散合半夏厚朴汤加减。

柴胡 10g	白芍 10g	当归 10g	白术 10g
茯苓 10g	生姜 3 片	薄荷 6g	半夏 10g
厚朴 10g	苏叶 10g	牡丹皮 5g	栀子 5g
甘草 5g			

7 剂，日 1 剂，煎水 400mL 分早晚两次饭后服。嘱平素注意情志调养。

二诊，患者自觉胸闷不适较前好转，精神状态略缓和，咽部梗阻感较前好转，胃纳可，大小便可，夜寐仍欠佳。患者自述效果可，但嫌效果颇慢，问是否可加大剂量服用。告知患者该病的慢性过程，嘱患者不可操之过急，应坚持服用原方半个月，平素注意保持心情舒畅，清淡饮食，适当锻炼，避免进食加重该疾病的食物。

三诊：患者喜获孙子，心情舒畅，精神状态良好，胃纳可，嗳气减轻，咽部梗阻感明显好转，夜寐稍欠佳，舌淡红，苔薄白，脉弦细。原方去牡丹皮、栀子，加用合欢花、珍珠粉安神养颜，继续服用 2 个月，患者症状消失，面色红润有光泽，开心不已。嘱患者平素注意防护，不适就诊。

【按语】患者为教师，退休后逐渐出现胸闷不舒，咽部痰阻感，曾至我院行电子胃镜检查提示反流性食管炎，予以 PPI 治疗后有效但症状反复。患者退休，久居家中，恹恹不乐，情志不畅，肝失疏泄，气机不得通畅，停滞于周身，故可见胸闷不舒，太息后可舒缓；肝气郁久，气郁生痰，阻结于咽喉部，故可出现咽干、咽喉部痰阻感，吞咽困难；肝气郁而不达，横逆脾胃，故可见嗳气频作，纳差，大便不爽而量少。肝郁日久，气病及血，肝血不足，无以养心安神，故上述症状夜间明显；舌脉为本证之外候表现。本病为吐酸病（气郁痰阻证），蔡柏教授经方合用，效果颇佳。

三、学生之研究或临证发挥

（一）学生之研究

蔡柏教授的 2016 届硕士研究生张孟维，发表硕士论文《蔡氏健脾通便汤治疗脾虚型便秘的实验研究和临床观察》。文章通过综合整理蔡柏教授治疗便秘的思维模式及临床经验，结合既往的实验研究资料，从临床疗效观察和基础实验研究两个角度探索"蔡氏健脾通便汤"治疗脾虚型便秘的短期疗效及远期效果。在动物实验研究部分选用昆明小鼠 156 只，雌雄各半，体重（20±2）g，应用复合因素造模法建立脾虚型便秘的小鼠模型，随机分为 6 组：空白对照组（正常组）、造模组、蔡氏健脾通便汤高剂量组（高剂量组）、蔡氏健脾通便汤中剂量组（中剂量组）、蔡氏健脾通便汤低剂量组（低剂量组）、乳果糖组。造模完成后，各治疗组小鼠分别给药治疗，连续 7 天，在每组中随机选出 8 只小鼠观察停药后各组小鼠一般情况、体重及大便情况，其余小鼠分别用墨汁推进试验检测肠道推进功能，用比色分析法测定各组血清 D– 木糖含量，用苏木素 – 伊红（HE）染色法观察结肠病理改变。在临床病例研究部分，42 例脾虚型便秘患者随机分为蔡氏健脾通便汤组（治疗组）和乳果糖组（对照组），每组各 21 例，比较两组患者临床疗效、便秘的主要临床症状和伴随症状、结肠传输功能改善情况、不良反应及停药 2 个月后便秘复发情况。通过实验研究和临床观察发现，蔡氏健脾通便汤对脾虚便秘型小鼠疗效明显，具有健脾通便的作用，其中以高、中剂量组明显，突出表现在停药后粒粪便重量的改善及肠道推进功能促进方面；蔡氏健脾通便汤对脾虚

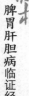

型便秘患者具有较好的临床疗效，主要在服药中的不良反应和停药后复发方面优势明显，值得临床推荐。

蔡柏教授强调，虽然本病的病因复杂，但多与饮食、情志相关，病位在食管、胃，与脾、肝相关，病机为胃失和降，胃气上逆。多数患者依从性差，难坚持服药。平素饮食不注意调养，喜食辛辣、高脂、过酸之物，体重增加，生活上不规律，或情志抑郁，精神压力大，日久不舒，过分关注反酸、烧心之感，导致本病迁延难愈，严重影响患者的生活和工作。

蔡柏教授教导我们在平素的诊治过程中，应告知患者本病的发病机制、减轻或缓解的因素，加强调护，防患于未然，医患合作，提高疗效。

（二）学生临证发挥

江某，女，49 岁。2018 年 10 月初诊。

主诉：胸骨后烧灼感、反酸半年。

病史：患者平素性情急躁，喜食辛辣、油炸、烧烤等食物，半年前无明显诱因出现胸骨后及胃脘部烧灼感，进食后明显，伴咽部梗阻感及异物感、反酸、口干、口苦、多饮，口唇部时有麻木疼痛不适感，心烦，目涩，夜寐可，大便干结，1 日 1 行，尿黄。舌质红，苔薄黄，脉弦数。

辅助检查：电子胃镜检查示慢性浅表性胃炎，Hp 阴性。

辨证：吐酸病，肝胃郁热。

拟方：柴平散合左金丸加减。

柴胡 10g	白芍 10g	枳壳 10g	甘草 5g
苍术 10g	川芎 10g	香附 10g	陈皮 10g
厚朴 10g	黄连 6g	吴茱萸 10g	

7 剂，日 1 剂，煎水 400mL 分早晚两次饭后服。

二诊：1 周后复诊，上述不适症状明显减轻，胸骨后及胃脘灼热仍有，咽部异物感及梗阻感有所缓解，口干、口苦、口周麻木不适感减轻，饮水减少，大便 1 日 1 行，质软，尿黄，面色略红，舌质红，苔薄黄，脉弦。前方减黄连、吴茱萸，加石斛 10g，白术 10g，太子参 10g。共 14 剂。

后以上方加减调服 2 月余，诸症缓解。

【按语】 此患者以胸骨后及胃脘烧灼感、反酸为主症，属中医学"吐酸"范畴。患者平素喜食辛辣刺激之物，日久成阳旺之躯，热邪灼伤胃络，故胃脘及胸骨后灼热；脾之华在唇，开窍于舌，脾胃郁火，故口唇部麻木疼痛不适；热灼津伤，故口干、口苦、多饮；肠道津亏，故大便干结；肝气郁结，上结咽喉部，故咽部如有物阻；肝火上炎，则目涩。本例属肝胃郁热之证，治疗宜健脾疏肝、泄热和胃，拟用柴平散合左金丸加减。其中柴平散由小柴胡汤合平胃散组成，《谦斋医学讲稿》在谈及柴胡疏肝散时指出"本方即四逆散加川芎、香附和血理气，治疗胁痛，寒热往来，专以疏肝为目的。用柴胡、枳壳、香附理气为主，白芍、川芎和血为佐，再用甘草以缓之。系疏肝的正法，可谓善于运用古方"，以达"木欲达之"之旨。平胃散正如张秉成在《成方便读》中所云："用苍术辛温燥湿，辟恶强脾，可散可宣者，为化湿之正药。厚朴苦温，除湿而散满；陈皮辛温，理气而化痰，以佐苍术之不及。但物不可太过，过刚则折，当如有制之师，能戢祸乱而致太平，故以甘草中州之药，能补能和者赞辅之，使湿去而土不伤，致于和平也。"左金丸如吴崑《医方考》所云："左金者，黄连泻去心火，则肺金无畏，得以行令于左以平肝，故曰左金。吴茱萸气臊味辛性热，故用之以为反佐。以方君一臣一，制小其服者，肝邪未盛也。"三方合用，使肝气疏、胃火降、脾气健，效果明显。蔡柏教授所用之方，大多为临床常用药、常见方，值得我们临床医生好好学习，反复揣摩。

慢性乙型肝炎

一、概述

慢性乙型肝炎是由乙型肝炎病毒引起的常见消化系统疾病。本病在临床上多发常见，人群对乙肝病毒普遍易感，我国 1～59 岁一般人群乙肝表面抗原携带率约占总人口的 7.18%。本病对我国人民影响广泛。

中医学认为，本病属"胁痛""黄疸"等范畴。导致人体发病，不外乎内因、外因、不内外因。外因是条件，内因是根本。蔡柏教授常言"邪之所凑，其气必虚"，即人体的抵御和战胜病邪的能力变弱才会导致发病。慢性乙型肝炎多由于急性病毒性肝炎久治未愈，或者未坚持治疗，湿热病邪未彻底清除，正气虚弱，迁延复发而致。乙型肝炎在我国属于常见病，属于一种严重危害人类健康的传染病，其病程长，病情变化复杂，且治疗困难。本病易转为肝硬化，甚至肝癌。但是目前现代医学尚未找到特效的治疗药物，故而我国的传统医学对此应是大有作为。

总体而言，疾病的发生是由于脏腑表里出入、上升下降的功能异常，疾病的性质及其变化进展则是由于寒热进退、正邪相争所致，同时疾病发生、进展的过程中影响着人体气血阴阳的失调变化。清代唐宗海认为，阴阳即是水火，水化气，火化血，人身气血各有阴阳之性，并互为根本，气血失调则阴阳不和，诸病并起。故而，我们亦可认为，治疗疾病的根本就是调节人体的内在阴阳平衡的过程。

现将蔡柏教授对本病病因病机的认识及辨治经验总结如下。

（一）辨明病位

乙型肝炎的病位在肝。肝属于五脏之一，位在右胁下，胆附于其中，经脉循行绕阴器，连目系，络于胆，交于颠。五行属木，时令归春；五气属风，为百病之长，故而肝病有急而快的特点。

肝在中医学中具有以下生理特点：一为阴阳统一之体。肝以血为体，以气为用。气属阳而主动，血属阴而主静。肝在五行中，其母为水、属阴，其子属火、属阳，而肝恰在水火之间，故而能动静结合，为阴阳统一之体。二为体阴而用阳。肝主藏血，居于下焦，属阴，需要阴血的滋润濡养才可以发挥功能，故称肝体为阴。肝体阴血充足，才能行气血、主疏泄、喜条达，即体阴而用阳。三为曲直刚柔的双向性。肝的刚性反映其功能的外在表现，主动、主升、内存相火，病理上可见肝火上炎、肝阳上亢、肝风内动等；肝的柔性表现为其宣散条达的功能，能够藏血濡养肝体、制衡肝阳。肝为"将军之官，谋虑出焉"。四为具有贮藏疏泄功能。肝藏血，能调节全身血量，同时能够调理气机、舒畅情志，促进脾升胃降；肝胆相为表里，肝功能的正常即能使胆汁合理储藏，也能及时地排泄胆汁于肠道中。

肝主疏泄条达，首先是能够使得全身的气血条达、气机的升降与条畅，若失去其条达之性，则肝气郁结、两胁疼痛，若疏泄太过则肝火上炎、肝阳上亢。其次是与人的情志密切相关。肝气郁结则抑郁少欢、多疑善虑，肝气亢奋则易于烦躁易怒，故曰"暴怒伤肝"。其三是健脾胃。"木得土则达"，肝之疏泄影响胆汁的排放，进而对食物的消化功能有着重要影响。最后，肝之疏泄亦对三焦水道的通利有着促进作用，若疏泄失常，则易于罹患水

蔡柏
脾胃肝胆病临证经验集

肿、腹水等不良病况。

肝主筋膜，筋膜的营养来源于肝血的充盈，肝血不足则血不荣筋，可见肢麻手颤，甚则屈伸不利；若热灼肝阴则见四肢抽搐、牙关紧闭，甚者角弓反张。肝"其华在爪"，爪为筋之余，肝血足则爪甲红润光泽；肝"主宗筋"，三阳三阴的经筋汇合于前阴部，又称宗筋，肝经湿热下注于宗筋，男子则见阳痿、睾丸肿痛或湿疹，女子则见带下黄而腥臭。

（二）详审病机

1. 祛邪不利

本病以湿热为因，有湿重于热、热重于湿、湿热并重之分；湿重热轻者，如清热太过则伤脾阳，故脾之运化不利，则湿更难去；热重于湿者，渗湿太过则伤阴而助热，故热邪愈深。《金匮要略》云"见肝之病，知肝传脾，当先实脾"，故用过苦寒则损伤脾阳，导致湿邪留滞，病情缠绵羁留，反复不愈。

2. 正气损伤

"邪之所凑，其气必虚""正气存内，邪不可干"。本病的主要矛盾方面是正气虚，故治疗过程中应重视扶正，即恢复脏器功能的同时增强其抗病能力。若攻伐过之，则易犯虚虚实实之戒，故而，正不能抗邪则邪恋深窜，造成疾病迁延不愈。

（三）分型证治

1. 肝胆湿热证

证候：恶心欲呕，腹胀纳呆，大便黏滞不爽，小便黄赤短涩，白带黄而腥臭，常见胁痛；舌红苔黄腻，脉滑数。病久则更甚，可见口苦、咽干、口臭、心烦不寐、大便秘结、小便灼热、胁痛不止、舌红苔黄腻或起芒刺、脉弦数。

辨证分析：外感湿热之邪，或过食肥甘、长期饮酒，酿为湿邪，或是素体脾胃湿热，湿热之邪熏蒸肝胆，肝胆失疏而蕴热。

治法：清热利湿。

拟方：茵陈蒿汤加减。

茵陈蒿 30g	栀子 10g	大黄 5g	白茅根 30g
赤芍 10g	牡丹皮 10g	车前子 10g	藿香 10g
草河车 10g			

方中重用茵陈蒿为君药，苦泄下降，清热利湿，臣以栀子清热降火，通利三焦，助茵陈蒿引湿热从小便而去。佐以大黄泄热逐瘀，通利大便。再辅以车前子清利肝胆湿热，藿香芳香化湿，草河车清热解毒，赤芍、牡丹皮、白茅根凉血活血以利湿邪。

纳呆腹胀甚加焦三仙、陈皮；口苦、大便黏滞不畅加黄芩、黄连、龙胆草；小便灼热、小便黄者加车前子、瞿麦；舌红绛加泽兰、小蓟、丹参；苔腻甚加佩兰、豆蔻；胁痛加川楝子。

2．肝郁脾虚证

证候：两胁胀痛，腹部胀满，以饱食后胀甚，大便溏薄，甚至完谷不化，口淡纳呆，女子月事不准，时有头晕乏力。舌淡苔白腻，脉弦缓。

辨证分析：肝主疏泄，脾主运化，湿热久恋致使肝气郁结，木郁克土，脾之健运失常，气机升降失常，则有脾气虚弱之表现。

治法：疏肝健脾。

拟方：柴芍六君丸加减。

柴胡 10g	白芍 10g	党参 15g	茯苓 15g
白术 12g	炙甘草 6g	陈皮 6g	半夏 6g
香附 10g	当归 10g		

党参、白术、茯苓健脾固护中州以利化湿，柴胡、香附疏肝理气，白芍、当归养血柔肝，陈皮、半夏燥湿和中，炙甘草调和诸药。

腹胀加木瓜、香附理气；大便溏加苍术、薏苡仁；胁痛加川楝子、郁金；气短乏力加黄芪；同时适当加减使用当归、白芍养阴柔肝。

3. 肝肾阴虚证

证候：头晕目眩，口干舌燥，耳鸣耳聋，失眠多梦，心悸怔忡，五心烦热，腰膝酸软，足跟痛，或有低热汗出，女子经少或闭经；舌红苔少，脉弦细。若阴虚甚，则虚火上扰，时见急躁易怒、牙龈易出血、口干欲饮水、大便干而小便黄；舌紫绛，苔薄黄，脉细数。

辨证分析：湿热久羁，致伤津耗液，因而肝肾阴虚；同时若久用渗湿利尿、辛温香燥之品，或者劳伤精血，亦可伤肝肾之阴；湿热久恋，引起机体气滞血瘀，郁久则热，热损肝肾之阴。凡以上情况，皆可致肝肾阴虚。

治法：养阴疏肝。

拟方：一贯煎加减。

地黄 10g	沙参 20g	麦冬 10g	当归 10g
枸杞子 10g	川楝子 10g	白芍 15g	何首乌 10g
生甘草 6g			

沙参、麦冬益胃养肝，当归、白芍补血柔肝，地黄、枸杞子、何首乌补益肝血，川楝子疏肝理气，生甘草调和诸药。

头晕目眩加杭白菊、钩藤；不寐加用远志、酸枣仁、首乌藤、合欢皮；心悸怔忡加用丹参、柏子仁；五心烦热用栀子、灯心草、牡丹皮；发热用青蒿、地骨皮、柴胡；腰膝酸痛用桑寄生、川续断；足跟痛加川牛膝、仙茅；遗精用金樱子、生牡蛎；口渴用天花粉、玄参。

4. 脾肾两虚证

证候：体倦乏力，腰膝酸软，食少纳呆腹胀，肢体或有肿胀，

大便溏，小便清长；舌淡苔白厚腻，脉沉细。如阳虚甚者，可有
畏寒肢冷、少腹及腰膝冷痛、五更泄泻、舌苔腻、脉沉迟。

辨证分析：脾为后天之本，肾乃先天之本，脾肾互为资生。
若湿热困脾日久，或饮食不节，或过用苦寒攻伐伤脾之药物，则
脾阳渐损，运化失施，水谷精微不能滋养肾脏；同时肾脏久受寒
湿攻伐，易致肾阳不足，命门火衰，失其温煦脾阳之功效，故此，
最终致使脾肾阳虚。

治法：温补脾肾。

拟方：四君丸加减。

| 党参 10g | 白术 10g | 茯苓 10g | 山药 10g |
| 川续断 10g | 女贞子 10g | 旱莲草 10g | 炙甘草 6g |

党参、白术、茯苓、山药健脾利湿，川续断、女贞子、旱莲
草补益肝血而益精，炙甘草调和诸药。

腰膝酸软加杜仲、川牛膝；便溏加苍术、莲子肉；五更泄泻
者加四神丸；肢体浮肿用薏苡仁；乏力加黄芪；舌淡者加当归、
白芍；遗精加金樱子、芡实、牡蛎。

5. 肝郁气滞证

证候：胸闷不舒，抑郁不畅，两胁下疼痛或全身窜痛，时有
气短乏力，善太息，纳呆腹胀，常因情绪变化或劳累后加重，甚
则胁下痞块，妇女时有痛经，经血有血块或闭经。舌苔白，舌质
暗淡，脉沉弦。

辨证分析：气为血之帅，气滞导致血瘀；湿热之邪侵犯肝脏，
肝失其疏泄之性，气机阻滞，故而由气病及血，气滞不行则血脉
阻塞，病因此而因实致虚。

治法：疏肝理气。

拟方：柴胡疏肝散加减。

| 陈皮 10g | 柴胡 10g | 枳壳 10g | 白芍 10g |

香附 10g　　　川芎 10g　　　炙甘草 5g　　　泽兰 15g

当归 10g　　　党参 10g

两胁下痛加川楝子、郁金；刺痛甚则加延胡索、赤芍；气短乏力则加黄芪；腹胀则加厚朴、佛手；痛经则加益母草、茜草；肝脾肿大则加炙鳖甲、牡蛎。

6.气血两虚证

证候：面色无华或苍白，时有头晕目眩，自汗出，心悸气短乏力，劳累后两胁疼痛，纳呆腹胀，口干不思饮食，月经后期量少，大便稀、小便清，甚则毛发不荣。舌质淡，苔薄白，脉沉细无力。

辨证分析：湿热之邪日久稽留机体，易于蕴结中州脾胃，脾运化失常，因而气血生化减少，导致气血两虚。同时湿热之邪易伤耗阴血，致使气血虚弱日甚。

治法：益气养血。

拟方：八珍汤加减。

黄芪 20g　　　党参 15g　　　白术 10g　　　茯苓 15g

炙甘草 6g　　　生地黄 10g　　当归 10g　　　川芎 10g

白芍 10g

头晕目眩加杭白菊、夏枯草；自汗出加浮小麦、牡蛎；心悸气短加远志、柏子仁；全身乏力加枸杞子、杜仲、续断；胁下痛加川楝子、香附；纳呆加砂仁；腹胀加厚朴；盗汗加金樱子、五味子；大便稀加苍术。

二、治验医案

病案一

张某，男，37 岁。2018 年 9 月 12 日初诊。

主诉：纳呆、乏力、腰膝酸软无力5年。

病史：患者患慢性乙型肝炎5年，一直未治愈。2018年9月5日查肝功能示谷丙转氨酶150单位，澳抗阳性。现自觉乏力不适，纳差，肝区隐痛，时有腹胀满，困倦，但夜间易醒，腰膝酸软，大便稀，小便可。舌苔薄白，脉沉细。

西医诊断：迁延性乙型肝炎。

中医辨证：脾肾两虚，湿邪困阻。

治法：健脾益肾，活血利湿祛邪。

拟方

党参15g	白术10g	茯苓15g	黄芪15g
当归10g	白芍10g	续断15g	杜仲15g
菟丝子15g	丹参10g	炒白扁豆30g	茵陈蒿15g

二诊：患者服药14剂，乏力较前明显减轻，无腰膝酸软，无腹胀，纳食可，大便。舌苔薄白，脉沉细。拟方如下。

党参10g	白术10g	泽兰10g	山药10g
当归10g	白芍10g	柴胡10g	香附10g
木瓜10g	丹参10g	川续断10g	陈皮10g
茵陈蒿10g			

三诊：继续服药14剂，10月3日复查肝功能正常。患者自述除少许乏力，无其他不适。于前方中加黄芪15g，继续服药，以巩固疗效。

2018年11月6日，患者再次复查肝功能，未见异常。

【按语】本案患者为慢性迁延性乙型肝炎经治疗多年未愈，中医辨证为脾肾两虚，湿邪困阻。不排除在外院长期使用寒凉攻邪之品损伤正气，正气损伤而邪气更难祛除。因此，治以党参、白术、山药健脾益气，续断以补肾气，当归、白芍养血滋补肝肾，柴胡、香附、陈皮疏肝理气，泽兰、茵陈蒿、木瓜活血凉血，祛湿解毒。患者经中药系统的辨证治疗，1个月后肝功能恢复正常，无其他不适。蔡柏教授能抓住本案病机，明确辨证为脾肾两虚，湿邪困阻，予以健脾益肾、活血利湿祛邪，补正不留邪，养正气不留瘀滞，故而取得较满意的临床效果。

病案二

王某，男，30岁。2018年9月19日初诊。

主诉：纳呆、乏力9个月。

病史：患者于2017年12月自觉乏力不适，便稀，查转氨酶510单位，白球蛋白比例3.9/2.6，甲胎蛋白（－），乙肝抗体阳性，当时诊断为慢性肝炎急性发作，予以住院治疗，效果不理想，后又多方求医未效。今患者自觉乏力，胃纳差，口干、口苦，肝区隐痛，但大便时有稀烂，小便黄。舌苔薄白质红，脉弦数。

西医诊断：慢性肝炎急性发作。

中医辨证：气阴两虚，湿热稽留。

治法：益气养阴，健脾和胃，清利湿热。

拟方

黄芪 15g	茵陈蒿 15g	藿香 10g	炒白术 10g
茯苓 15g	陈皮 10g	豆蔻 5g	白芍 15g
丹参 15g	地黄 10g	沙参 15g	石斛 10g
黄芩 10g	炒白扁豆 30g	郁金 10g	

14剂。嘱患者注意起居，戒酒及寒凉之品。

二诊：患者食欲较前明显好转，大便成形，仍有乏力、尿黄，两手胀热，舌苔薄白红，脉弦数。拟方如下。

黄芪 15g	茵陈蒿 15g	藿香 10g	炒白术 10g
茯苓 15g	陈皮 10g	豆蔻 5g	白芍 15g
丹参 15g	地黄 10g	沙参 15g	黄芩 10g
炒白扁豆 30g	郁金 10g	续断 15g	木瓜 10g

14 剂。嘱患者起居有常，避免饮酒及嗜食厚味辛辣之品。

三诊：患者于 10 月 12 日复查肝功能示谷丙转氨酶 110 单位。乏力、纳差症状已较前明显好转，时有尿黄。脉弦滑，舌红苔薄少。继续前方加减。拟方如下。

黄芪 15g	茵陈蒿 15g	藿香 10g	炒白术 10g
茯苓 15g	豆蔻 5g	白芍 15g	丹参 15g
五味子 10g	地黄 10g	沙参 15g	炒白扁豆 30g
郁金 10g	续断 15g	木瓜 10g	炒麦芽 10g
炒谷芽 10g	建曲 15g	龙胆草 10g	

14 剂。

四诊：患者于 10 月 24 日复查肝功能已经正常。有晨起恶心，已无其他不适。脉沉滑，舌苔薄白。继续予以前方加减。拟方如下。

黄芪 15g	茵陈蒿 15g	藿香 10g	炒白术 10g
茯苓 15g	豆蔻 5g	白芍 15g	丹参 15g
五味子 10g	地黄 10g	沙参 15g	炒白扁豆 30g
郁金 10g	续断 15g	木瓜 10g	炒麦芽 10g
炒谷芽 10g	建曲 15g	旋覆花 10g	代赭石 10g
党参 10g			

继续服药 14 剂，患者无其他不适。嘱患者继续门诊随访。

【按语】蔡柏教授指出，任何时候必须坚持中医的辨证论治思维。本案患者症见纳呆、乏力，精神萎靡，口干而舌质红，明辨为气阴两伤；同时存在纳差、便溏，属脾胃虚弱之症；而小便黄、口苦，脉弦数，为湿热稽留之象。总之，患者当时的病症较为复杂，但是蔡柏教授认为患者目前的主要病机为气阴两伤，兼有脾胃虚弱，湿热未除，故而以黄芪、白芍、五味子、地黄、沙参、丹参养血育阴；以炒白术、茯苓、藿香、豆蔻、旋覆花、代赭石健脾和胃；以黄芩、茵陈蒿、郁金清利湿热，从而起到健脾胃、养气阴、补正气、祛湿热之邪，最终取得患者肝功能正常、无自觉不适、生活起居如常的临床效果。

三、学生之研究或临证发挥

（一）学生之研究

蔡柏教授的学生黄流波为中医学硕士研究生，毕业后在吴川市人民医院康复医学科、中医科工作，于2017年拜蔡柏教授为师，后一直跟其侍诊学习。

黄流波在侍诊过程中发现，慢性乙型肝炎，中医学一般认为是湿热内蕴导致肝功能受损而发病。湿邪属阴，湿腻重浊，伤阳气、阻气机；热为阳邪，其性炎上，易致伤津耗液而引起肝风内动。本病受损的脏器主要是肝，同时涉及脾、肾两脏。故而，其病所涉及脏腑功能相互影响，病情较为复杂多变，不能以一方治疗一病，也非一证用一方。蔡柏教授常多方合用，并随症加减，疗效显著。病症的发生是因虚致病，外邪的入侵是外因，脏腑的气血功能失调为内因。慢性乙型肝炎的整个病情转化，正虚是其矛盾的主要方面，由于正虚不足以驱邪外出所致。但是，在强调正虚的同时，切不可忽略余毒及湿热未清的现实因素。所谓余邪未清，是由于急性期治疗不彻底，余邪残留潜伏；而另一方面，长期的调理失宜导致脏腑的气机失调，特别是胃肠功能失调导致运化失职，湿热又可内生。所以，本病在治疗上，应该在注重扶正的同时辅与利湿解毒之品；扶正之品多属于甘温，故在药物配合上也有反佐之意。

总之，本病要坚持辨证论治，以祛湿热、固护正气为主，兼以柔肝活血、清化痰湿，同时避免攻伐太过，犯虚虚实实之戒。

（二）学生临证发挥

杜某，男，26岁。2018年10月8日初诊。

主诉：两胁下疼痛不适5个月。

病史：患者自述10年前体检时"乙肝抗体阳性"，于今年5月份因双膝部疼痛，以"痛风关节炎、乙肝病毒携带者"在我院肾病风湿科住院治疗，好转后出院；不久又因两胁下疼痛不适在当地诊所治疗至今（具体不详）；后在我院门诊查肝功能示谷丙转氨酶250单位、胆红素20μmol/L，乙肝抗体阳性。现症见两胁下疼痛，情绪易怒，肢体乏力，纳呆眠差，精神差，大便干稀不调，小便频多。舌红苔白腻，脉弦。

西医诊断：慢性迁延性乙型肝炎。

中医诊断：肝郁气滞，湿热稽留。

治法：疏肝理气，清利湿热。

拟方

柴胡 10g	赤芍 15g	白芍 10g	陈皮 10g
党参 10g	炒白术 10g	茵陈蒿 15g	藿香 15g
牡丹皮 10g	丹参 10g	续断 15g	木瓜 10g
泽兰 10g	五味子 6g	代赭石 10g	旋覆花 10g
香附 10g			

7剂。

二诊：患者精神、饮食较前好转，两胁下痛减，大便已经成形，小便偏黄，舌红苔白厚，脉弦。拟方如下。

柴胡 10g	赤芍 15g	白芍 10g	陈皮 10g
党参 10g	炒白术 10g	茵陈蒿 15g	藿香 15g
牡丹皮 10g	丹参 10g	续断 15g	木瓜 10g
泽兰 10g	五味子 6g	代赭石 10g	旋覆花 10g

蔡柏 脾胃肝胆病临证经验集

香附 10g　　　黄芩 10g

服药 7 剂，于 10 月 28 日复查肝功能示谷丙转氨酶 110 单位，两胁下已经无疼痛，胃纳、精神可，二便调。遂一直在门诊随访，根据上方调整变化。

【按语】患者乙肝病毒携带史 10 多年，近 5 个月来肝功能指标异常，两胁下疼痛，情绪易怒，且四肢乏力、纳差，舌红苔白，脉弦。证属肝郁气滞，湿热稽留，方中以柴胡、香附、木瓜、陈皮疏肝理气；赤芍、白芍、牡丹皮、泽兰、丹参养血柔肝，凉血活血；患者时有大便干稀不调、尿黄，属于湿热未清，郁结为毒，以旋覆花、代赭石平肝，佐以茵陈蒿、黄芩、炒白术健脾利湿，清热解毒。本案通过疏肝理气、清利湿热，抓住病机，同时不忘活血祛瘀，固护人体正气，使得患者肝功能指标一直下降，症状消失，效果满意。

肠易激综合征

一、概述

肠易激综合征是临床上最常见的一种胃肠道功能紊乱性疾患，近年已被公认为一类均有特殊病理生理基础的心身疾病，是一组包括腹痛、腹胀，以大便习惯改变为主要特征，并伴大便性状异常，持续存在或间歇发作，而有缺乏形态学或生物化学异常改变等可用器质性疾病解释的临床症状，大致可分为腹泻型、便秘型、腹泻便秘交替型和腹痛型，但以腹泻多见。患者年龄多以年轻人和中年人为主，在 20 ～ 50 岁，老年后初次发病者少见，但常伴有胃肠功能紊乱的其他表现，以女性多见，有家族聚集倾向。

根据主要临床表现，本病属于中医学"泄泻""便秘""腹痛"范畴。

现将蔡柏教授运用肝脾肾同病理论治疗肠易激综合征的经验体会介绍如下。

（一）辨明病因，详审病机

蔡柏教授认为，肠易激综合征多与情志因素有关，中医根据临床表现，将其归纳为"腹痛""泄泻""便秘"等范畴，其病因主要与感受外邪、情志失调、饮食所伤、禀赋不足等有关；病机主要与肝、脾、肾三脏功能失调最为密切。肝主疏泄，脾主运化，"肝为起病之源，脾为传病之所"，肝脾两脏在生理上相互协调，在病理上则相互影响。《医学求是》曰："木郁不达，风郁不达，风木冲击而贼脾土，则痛于脐下。"肝气郁结则乘脾，或思虑劳倦损伤脾气，脾气虚弱，运化无力，水谷不能化为精微反为湿，清浊不分，混杂而下，则为泄泻。正如叶天士所云："肝病必犯土，是侮其所胜也，克脾则腹胀，便或溏或不爽。"《景岳全书》亦云："凡遇怒气便作泄泻者，必先以怒时夹食，致伤脾胃。即随触而发，此肝脾二脏病也，盖以肝木克土，脾气受伤而然。"中医学认为，病久则伤肾，若病情迁延不愈，肾阳不足，命门火衰，不能生土，则致脾胃虚寒。汪昂云："久泻皆由肾命火衰，不能专责脾胃。"《景岳全书》亦云："肾为胃关，开窍于二阴，所以二便之开闭，皆肾脏之所主，今肾中阳气不足，则命门火衰，阴气盛极之时，即令人洞泄不止也。"

（二）分型证治

1．寒湿困脾证

证候：大便清稀或如水样，腹痛肠鸣，食少畏寒，或可兼见

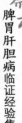

头痛、恶寒、肢体疼痛等表证。舌苔白滑，脉濡缓。

治法：散寒化湿。

拟方：藿香正气散加减。

广藿香　白芷　姜半夏　陈皮　厚朴　茯苓　紫苏叶

桔梗　大腹皮　白术　生姜　大枣　甘草

方中藿香辛温散寒，气味芳香，能醒脾快胃，振奋清阳，祛秽浊湿邪而助脾胃正气，理气和中，以升清降浊，为主药。辅以紫苏叶、白芷、桔梗辛香发散，芳香化湿浊，散寒，助藿香芳香化湿散寒；姜半夏、陈皮、厚朴燥湿健脾，行气化湿，和胃调气。佐以白术、茯苓健脾运湿，和中止泻；大腹皮行气利湿；生姜、大枣辛宣和胃。使以甘草益中焦，和诸药。

泻下明显者，加石榴皮；畏寒明显者，加吴茱萸、草豆蔻、砂仁。

2.湿热蕴肠证

证候：腹痛即泻，泻下急迫，粪色黄褐秽臭，肛门灼热，发热，小便短赤。舌红，苔黄腻，脉滑数。

治法：清热利湿。

拟方：葛根芩连汤。

葛根　黄芩　黄连　甘草

方中葛根升举脾胃清阳之气而止下利，为主药；辅以黄芩、黄连苦寒，以清里热，坚肠胃，并燥肠胃之湿；使以甘草甘缓和中，使黄芩、黄连苦寒不伤正，协调诸药。

苔厚者，加藿香、豆蔻；腹胀者，加厚朴、陈皮；脘腹痛者，加枳壳、川楝子。

3.肝郁脾虚证

证候：腹痛，肠鸣，泄泻，每因情志不畅而发，泻后痛减，胸闷胁胀，嗳气食少。舌淡红，苔薄白，脉弦。

治法：抑肝扶脾。

拟方：痛泻要方。

白术　白芍　防风　陈皮

白术健脾燥湿和中，治土虚，为君药；白芍酸微寒，养血柔肝，使肝气条达，缓急止痛，抑肝扶脾，兼益脾阳，为臣药；陈皮辛温能利气开胃，炒香则加强燥湿醒脾之效，助白术加强脾胃功能，为佐药；防风辛温有香气，能散肝郁、醒脾气，有升阳散风作用，是脾经药，即引诸药入脾，助术、芍健脾疏肝，又可清阳止泻，是使药。

腹痛甚者，加延胡索、香附、乌药；泄泻甚者，加党参、白扁豆；腹胀明显者，加槟榔、大腹皮；心烦者，加牡丹皮、栀子。

4. 脾虚湿盛证

证候：大便溏薄，夹有不消化食物，稍进油腻则便次增多，迁延反复，或大便硬结，纳差食少，食后不舒。舌质淡，苔薄白，脉细。

治法：健脾益气。

拟方：参苓白术散。

莲子肉　薏苡仁　砂仁　桔梗　白扁豆　茯苓　人参

甘草　白术　山药

方中人参、白术、茯苓、甘草组成四君子汤，健脾益气，为君药；辅以山药、白扁豆、莲子肉，增强了补脾渗湿作用；佐以砂仁醒脾和胃气，薏苡仁理脾渗湿，桔梗升清、宣利肺气，载药上行，借肺之布精以使药达全身。诸药合用，补虚、除湿、行滞、调气、和脾胃。

苔白腻者，加厚朴、藿香；泻下稀便者，加苍术、泽泻；夜寐差者，加酸枣仁、首乌藤；便秘者，加大白术用量，并加枳实、火麻仁、郁李仁、杏仁。

5．脾肾阳虚证

证候：晨起腹痛，肠鸣泄泻，大便夹有不消化食物，脐腹冷痛喜暖，形寒肢冷，腰痛。舌质淡、体胖，苔白，脉沉细。

治法：温补脾肾，固肠止泻。

拟方：附桂理中汤合四神丸。

附子　肉桂　人参　干姜　甘草　白术　补骨脂　肉豆蔻
吴茱萸　五味子

方中人参、白术、甘草健脾益气，附子、肉桂、干姜、肉豆蔻温中散寒，补骨脂补肾阳，吴茱萸缓急止痛，五味子收敛固涩。诸药合用，温补脾肾，固肠止泻。

腹痛喜按、怯寒便溏者，加重附子用量；大便稀烂者，加白扁豆。

6．寒热错杂证

证候：大便时溏时硬，便前腹痛，得便痛减，腹胀或肠鸣，伴口苦或口臭，畏寒，受凉而发。舌淡，苔薄黄，脉弦细或弦滑。

治法：平调寒热，益气温中。

拟方：半夏泻心汤。

半夏　黄芩　干姜　人参　黄连　大枣　甘草

方中半夏散结消痞，降逆止呕，为君药；干姜温中散邪，黄芩、黄连苦寒，泄热消痞，为臣药；人参、大枣甘温益气，补脾气，为佐药；甘草调和诸药，为使药。

腹痛者，加乌药、延胡索；腹胀者，加槟榔、厚朴。

二、治验医案

病案一

廖某，女，40岁，教师。2018年2月23日初诊。

主诉：患者近2年来出现脐周隐痛，大便溏烂，每日4～5次，以进食寒凉食物后明显，伴腰部酸痛、怕冷，夜尿频，面色无华，舌淡胖、齿印明显，苔白，脉沉细。曾有2次胚胎停止发育史。

辨证：脾肾阳虚。

治法：温补脾肾，固肠止泻。

拟方：附桂理中汤合四神丸加减。

党参20g	炒白术15g	干姜10g	附片10g
肉桂5g	茯苓20g	炒白扁豆30g	豆蔻6g
广藿香15g	防风10g	白芍10g	陈皮10g
建曲10g	杜仲20g		

7剂。

二诊（2018年3月2日）：服药后便溏次数减少、每日2～3次，时有腹部隐痛，腰痛及怕冷症状均有所缓解，诉疲乏。上方去藿香、防风、白芍，加黄芪20g，盐补骨脂10g，菟丝子15g。

三诊（2018年4月27日）：大便较前成形，每日1～2次，诉疲乏、腰痛冷痛。在原方基础上加大附子剂量至15g。

四诊（2018年6月15日）：诉稍怕冷，腰痛，大便成形，每日1～2次。在原方基础上继续加大附子量至20g，杜仲至30g，并加用巴戟天15g，锁阳30g。

五诊（2018年7月27日）：诸症皆较前明显改善，续服前方巩固。

【按语】本案患者腹泻反复发作已2年，属久泻，加上平素工作及生活压力较大，证属脾肾阳虚，治以温补脾肾，固肠止泻。初诊用附桂理中汤合痛泻要方加减，其中党参、炒白术、茯苓、炒白扁豆健脾益气；干姜、附片、肉桂温中散寒；防风、白芍疏肝健脾，杜仲补肾壮腰。诸药合用，起到温阳健脾的作用。

蔡柏
脾胃肝胆病临证经验集

二诊时便溏次数减少，腰痛及怕冷等症状改善，原方去藿香、防风、白芍，加用盐补骨脂、菟丝子以加强补肾之功，加大黄芪用量以加强健脾益气力量。三诊诉腰部冷痛，加大附子用量以加强温中散寒之力；四诊、五诊中已无腹泻，仍诉腰痛、怕冷，后期用药特点是在温中散寒的基础上，加巴戟天、锁阳温补肾阳药物。本案腹泻反复发作，缠绵不愈，伴有脾肾两虚征象，虽然舌脉有湿邪困脾之象，究其湿邪的根本仍为脾虚所致。正如《景岳全书》谓"久泻无火，多因脾肾之虚寒也"。因此，本案辨为慢性腹泻，证属脾肾阳虚，乃因久病导致脾肾两虚，脾胃虚弱，不能收纳水谷运化精微，以致水反成湿，谷反成滞，湿滞内停，清浊不分，混杂而下，遂成泄泻。久病损伤肾阳，肾阳虚衰，命火不足，则不能温煦脾土，运化失常，可引起泄泻反复发作。蔡柏教授抓住本案病机要害，属脾肾两虚，治疗注重两脏同时调补，温中健脾固肾治其本，取得了显著疗效。

病案二

邱某，女，49岁。2018年1月5日初诊。

主诉：患者便秘4年余，表现为大便硬结难解，7～8天1次，无黏液便，曾自服"通便茶""麻仁软胶囊"等药物，症状改善不明显。查体胖，舌淡胖，苔白，脉细。

辨证：脾虚湿盛。

治法：健脾益气，润肠通便。

拟方：加味枳术丸加减。

党参15g	白术50g	枳实15g	厚朴10g
白芍10g	柏子仁15g	火麻仁30g	黄芪30g
杏仁15g	炙甘草5g	郁李仁15g	酒苁蓉20g
麦芽30g			

5剂。

二诊（2018年1月12日）：大便较前变软易解，4～5天1次。在原方基础上加大党参量至30g。7剂。

三诊（2018年1月19日）：大便情况较前改善，3～4天1次。续前方7剂。

四诊（2018年1月26日）：自诉进食不洁食物后腹胀，大便3～4天1次。在前方基础上加大郁李仁量至20g，加槟榔10g。

五诊（2018年2月2日）：服药后腹胀消失，大便正常，1～2天1次。续服前方，并嘱忌生冷蔬菜、水果及寒凉之品。

【按语】对于脾虚便秘，蔡柏教授多用加味枳术丸加减。枳术丸源于《金匮要略》的枳术汤，主治"心下坚，大如盘，边如旋盘"，因"水饮所作"的证候。方中枳实、白术用量比为2∶1，以行气健脾、消痰逐水，用作汤剂，取其见效迅速。张元素将此方枳实与白术用量比变为1∶2，并改汤剂为丸剂，用于饮食所伤而致之痞证，称枳术丸。其后，李杲灵活运用枳术丸治疗脾虚不运，饮食停滞之痞证。孟景春曾经提出以枳术丸治疗脾虚便秘，蔡柏教授甚是推崇此法，临证多以枳术丸加减，并大量使用生白术30～60g，加上益气健脾、润肠通便药物如党参、黄芪、火麻仁、郁李仁、杏仁，对多数顽固性便秘用此方加减，均有收效。蔡柏教授认为，究其原因，脾为后天之本，饮食不节，多损脾胃，中气亏虚，使肠道传输乏力，虽有便意但临厕努挣无力，挣则汗出、气短，大便并不干燥，但排出困难。这类便秘治疗关键是益气健脾。若单纯泻下润肠，只能治标不治本，泻药用之过久，还可损伤大肠，加重便秘。

三、学生临证发挥

唐某，男，43岁。2018年4月16日初诊。

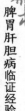

患者因反复大便溏烂、便次增多 3 年，加重 3 个月来诊。缘于 3 年前，患者因饮食等原因出现大便溏烂、便次增多现象，曾服用"黄连素""思密达"及使用抗生素治疗后好转，但此后每进食生冷食物而复发，曾在当地使用中药治疗，病情时好时作，始终未能痊愈。3 个月前因劳累等原因又出现大便溏烂，稍食油腻、生冷食物则症状明显，曾自服"补中益气丸""归脾丸"等中药治疗，大便仍未成形。现症见神清，精神疲乏，腹胀，食欲欠佳。舌质暗淡，舌边有齿痕，苔薄白，脉细。

辨证：脾虚夹湿。

治法：健脾益气，渗湿止泻。

拟方：参苓白术散加减。

党参 20g	茯苓 20g	炒白术 15g	炒白扁豆 30g
陈皮 10g	山药 15g	莲子 10g	砂仁 6g
薏苡仁 30g	大枣 15g	炙甘草 5g	何首乌 10g

5 剂。

二诊（2018 年 4 月 23 日）：精神好转，大便基本成形，日 1～2 次，稍觉腹胀，食欲欠佳，舌质暗淡，舌边有齿痕，舌苔薄白，脉细。守上方加减，去何首乌，加乌药 10g，麦芽 30g，鸡内金 15g。5 剂。

三诊（2018 年 4 月 30 日）：精神佳，大便偶尔不成形，日 1 次，无腹胀，舌质暗淡，舌边有齿痕，舌苔薄白，脉细。继服上方 5 剂。

四诊（2018 年 5 月 7 日）：精神佳，大便一直成形，无腹胀，食欲尚好，舌质淡，舌边齿痕消失，苔薄白，脉细。继服上方 5 剂。后未见复诊。

溃疡性结肠炎

一、概述

溃疡性结肠炎是一种慢性非特异性结肠炎症性疾病，其典型临床表现为持续性或反复发作的黏液性脓血便并伴有左下腹或下腹疼痛，有里急后重感，具有疼痛—便意—便后缓解的特征。少数患者只有便秘或无血便并伴有不同程度的全身症状（如体温、心率、体重、贫血、血沉或 C 反应蛋白）等表现。

结肠镜检查可见病变大多累及乙状结肠和直肠，且病变呈连续性、弥漫性分布：①黏膜有弥漫性糜烂和多发浅表溃疡。②黏膜血管纹理模糊，表面粗糙呈细颗粒状伴充血、水肿、易脆、出血及脓性分泌物附着。③慢性炎症可见假性息肉，结肠袋消失或变钝。

组织学检查常呈弥漫性慢性炎症反应、隐窝脓肿、隐窝结构明显异常、杯状细胞减少及上皮变化。

钡灌肠黏膜表面粗乱或有细颗粒变化，其表面可有如下表现：①多发性浅龛影。②小充盈缺损。③肠管缩短，结肠袋消失可呈管状。

临床诊断需先排除细菌性痢疾、阿米巴痢疾、肠结核等传染性结肠炎及克罗恩病、缺血性结肠炎、放射性结肠炎等。本病具有病程长、病情多样、反复发作的特点。

中医历代文献对此病称呼不一，《黄帝内经》称"肠澼"；《难经》称之为"大瘕泄"；《伤寒杂病论》中则无专用病名，与泄泻

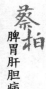

一起统称"下利";《备急千金要方》称之为"滞下";其后基本称"痢""痢疾"。中医"痢疾"的病名除包含西医学的溃疡性结肠炎外，也包含了西医诊断溃疡性结肠炎需除外的细菌性痢疾、阿米巴痢疾、肠结核等传染性结肠炎及克罗恩病、缺血性结肠炎、放射性结肠炎等。现在一般将溃疡性结肠炎归属于中医学"久痢"范畴，以腹泻、腹痛、脓血便和里急后重为主要症状，多缠绵难愈或反复发作。

现将蔡柏教授对本病病因病机的认识及辨治经验阐述如下。

（一）辨明病因，详审病机

蔡柏教授认为，本病病位在肠，但与胃、脾、肝、肾关系密切，多由起居不慎、饮食不节、情志不调或先天禀赋不足，致外感时疫邪毒或内伤肠胃，邪壅肠腑，大肠传导失司，肠中糟粕与湿邪蕴结，壅阻气血，损伤肠络，化腐成脓。具体概括为以下几点。

1. 起居不慎，外感疫邪

久居湿热之境，致使湿热之邪蕴结肠腑；或久居寒湿，寒湿之邪凝滞于肠；或夏季不避暑湿，暑湿之邪蕴结肠胃；或起居不慎，疫毒之邪直中肠腑，致气机壅滞，肠络受损而发病。

2. 饮食不节，损伤脾胃

平素嗜食肥甘厚味，湿热内生，再内外湿热交蒸，蕴结于肠之脂膜，大肠不能传导糟粕，湿热气血搏结，腐败化为脓血，与湿热一起下注，则可见腹泻、腹痛、脓血便和里急后重等症状。或恣食生冷瓜果，损伤脾胃阳气，湿从寒化，寒湿内蕴，积壅肠胃，气机不畅，寒凝血瘀，阻滞于肠腑，邪伤血络而发病。或饮食不洁、暴饮暴食，湿热毒邪直中，与气血相搏，下迫肠道而发病。

3．情志失调，肝郁乘脾

忧思恼怒皆损伤肝脾，肝主疏泄，脾主运化，肝郁乘脾，则肝失疏泄，脾失运化，久则水谷精微不得正化而变生湿邪，阻滞于肠腑，邪伤血络而发病。

4．禀赋不足，脾肾亏虚

先天禀赋不足，而又不善摄生，劳倦内伤，致使正气不足，脾肾阳虚，每遇外邪、饮食、情志失宜而感邪，损伤肠络而致病。正所谓"邪之所凑，其气必虚"。

以上因素可单一致病，也可相互影响联合致病。主要病机为邪毒壅滞肠腑，致使大肠传导失司，损伤肠络，化腐成脓而为病。邪毒可包括湿热、寒湿、疫毒、气滞、血瘀等。随着病情演变，亦可出现虚实、寒热、气血的病机转化。如脾胃虚弱，运化不健，易为饮食所伤，酿生湿热之邪，由虚转实；而湿邪内蕴，情志不畅，或过用攻伐之品，损伤脾胃，常由实转虚，虚中夹实。素体脾肾阳虚，湿盛阳微，或过用苦寒之品，日久伤阳，可致病情由热转寒；脾虚生湿，久蕴化热，或过用温燥之品，可由寒转热，或寒热错杂。正虚邪恋，病程缠绵难愈或反复发作。

（二）分型证治

蔡柏教授根据几十年的临床经验，总结了本病常见的7种证型。另外还有阴虚型，由于临床见之较少，不在此赘述。

1．湿热内蕴证

证候：腹泻，便下黏液脓血，腹痛，里急后重，可兼见肛门灼热，腹胀，小便短赤，口干口渴。舌质红，苔黄腻，脉滑。

治法：清热利湿，调气行血。

拟方：芍药汤。

| 白芍 30g | 当归 15g | 黄连 5g | 黄芩 15g |

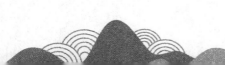

蔡柏

脾胃肝胆病临证经验集

槟榔 10g　　木香 10g（后下）　甘草 10g　大黄 10g（后下）
肉桂 5g

方中重用白芍养血和营，缓急止痛，配以当归养血活血，即"行血则便脓自愈"，槟榔、木香行气导滞，即"调气则后重自除"；黄芩、黄连清热燥湿，解肠中湿热，配大黄通因通用，泄热祛积，导热下行；肉桂为反佐，防苦寒伤中，甘草即配合白芍缓急止痛，又调和诸药。诸药合用，湿去热清，气血调和，故下痢可愈。

2. 邪热炽盛证

证候：起病急骤，发热，便下脓血或血便，量多次频，腹痛明显或腹痛拒按，里急后重，可伴腹胀、口渴、烦躁不安或神昏谵语等。舌质红，苔黄，脉滑数。

治法：清热解毒，凉血止痢。

拟方：白头翁汤。

白头翁 15g　　　黄连 5g　　　黄柏 15g　　　秦皮 15g

方中白头翁清热解毒，凉血止痢，为君药；黄连、黄柏苦寒燥湿，清热解毒，为臣药；秦皮归大肠经，苦寒性涩，收敛作用强。四药合用，共奏清热解毒、凉血止痢之功。

腹痛、里急后重明显者可合用芍药汤；出血较多者可加生地黄、赤芍、牡丹皮、地榆、槐花，以加强清热凉血止血之力；若伴有表证者，可合用葛根芩连汤。

3. 三焦寒湿证

证候：腹痛，里急后重，便下黏液脓血，黏液多血少，或为白冻，兼见脘腹满闷，头身困重，口淡，纳呆。舌淡苔白腻，脉濡缓。

治法：温化寒湿，调气和血。

拟方：附子理中丸或真武汤合胃苓汤加减。

党参 15g	干姜 15g	桂枝 15g	制附子 15g（先煎）
苍术 15g	陈皮 15g	厚朴 15g	甘草 10g
茯苓 30g	白芍 15g	当归 10g	木香 10g（后下）

方中附子、干姜、桂枝大辛大热，祛三焦寒湿；党参益气健脾，补后天之本，以绝寒湿之源；苍术、茯苓健脾祛湿止泻；陈皮、厚朴、木香行气止痛，燥湿止痢；白芍、当归养血活血；甘草调和诸药，合白芍缓急止痛。

4. 肝脾不和证

证候：大便稀烂或黏液便，腹痛即泻，泻后痛减，常因情志因素诱发或加重，伴情绪抑郁或焦虑不安，排便不爽，胸胁痞闷，饮食减少，腹胀，肠鸣。舌质淡红，苔薄白，脉弦或弦细。

治法：疏肝健脾，调和气血。

拟方：痛泻要方合四逆散加减。

| 柴胡 15g | 白芍 15g | 枳实 15g | 甘草 10g |
| 陈皮 15g | 白术 15g | 防风 15g | |

方中柴胡疏肝解郁，透邪外出；白芍养血和营，合甘草缓急止痛；枳实理气解郁，泄热破结，与白芍相配，理气和血，使气血调和；白术苦温，补脾燥湿；陈皮辛苦而温，理气燥湿，醒脾和胃；防风燥湿以助止泻，为脾经引经药。诸药合用，疏肝健脾，调和气血，则泻痢自止。

5. 寒热错杂证

证候：痢下稀薄，夹有黏冻，反复发作，伴肛门灼热、腹痛绵绵，可兼见畏寒怕冷、口渴不欲饮、饥不欲食。舌质红或舌淡红，苔薄黄，脉弦或细弦。

治法：温中补虚，清热燥湿。

拟方：乌梅丸加减。

| 乌梅 20g | 黄连 5g | 黄柏 15g | 干姜 5g |

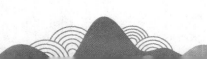

脾胃肝胆病临证经验集

桂枝 10g	细辛 3g	川椒 3g	党参 15g
当归 10g	制附子 10g（先煎）		

方中乌梅为君药，可涩肠止痢，生津止渴；黄连、黄柏苦寒燥湿止痢；附子、干姜、桂枝、川椒、细辛温阳祛寒化饮；党参、当归益气补血活血。本方寒热同用，温中补虚，清热燥湿止痢，为治疗寒热错杂久痢之要剂，临床使用时可根据具体寒热偏颇调整寒热药物比例，以达到药到病除之效果。

6. 脾肾阳虚证

证候：久痢不止，大便稀薄，可夹有白冻或伴有完谷不化，甚则滑脱不禁，腹痛喜温喜按，可伴有腹胀、食少纳差、形寒肢冷、腰酸膝软。舌质淡胖或有齿痕，苔薄白润，脉沉细。

治法：温补脾肾，收涩固脱。

拟方：桃花汤合真人养脏汤加减。

党参 15g	当归 10g	白术 15g	肉豆蔻 10g
肉桂 6g	甘草 5g	白芍 15g	木香 10g（后下）
诃子 15g	赤石脂 30g	干姜 10g	

方中赤石脂涩肠止泻；肉豆蔻、诃子温中涩肠止痢；干姜、肉桂温补脾肾，散寒止痢；当归、白芍养血和血；党参、白术益气健脾，和中祛湿；木香行气止痛，既治下痢腹痛后重，又使全方涩补不滞；甘草调和诸药，且合白芍缓急止痛。诸药合用，温补脾肾，收涩固脱，标本同治。

如脱肛下坠，可合用补中益气汤以升阳止陷；如滑脱不禁，阳气暴脱者，可先用四逆汤回阳救逆。

7. 气滞血瘀证

证候：腹胀肠鸣或腹部刺痛、拒按，脓血便，大便不畅，血色紫暗，下腹或左下腹局限性压痛，或有包块，嗳气食少，恶心或呕吐，肌肤甲错。舌质紫暗或有瘀斑，苔薄少或黄腻，脉沉弦或涩。

治法：行气导滞，活血化瘀。

拟方：膈下逐瘀汤加减。

五灵脂 10g	当归 15g	川芎 15g	桃仁 15g
牡丹皮 15g	赤芍 15g	乌药 10g	延胡索 15g
甘草 10g	香附 12g	红花 12g	枳壳 15g

方中五灵脂苦咸甘温，入肝经血分，功擅通利血脉，散瘀止痛；香附、乌药、枳壳行气导滞；当归、川芎、桃仁、红花、赤芍、牡丹皮活血化瘀；延胡索既行气止痛，又活血化瘀；甘草既调和诸药，又缓急止痛。

二、治验医案

病案一

秦某，男，48 岁。2018 年 6 月初诊。

主诉：反复腹泻 10 余年，加重 1 个月。

病史：患者 10 余年来经常腹泻，泻必腹痛，泻后痛减，且多在晨起时需马上如厕，曾外院行结肠镜检查，诊断为溃疡性结肠炎。近 1 个月来腹泻加重，伴有黏液，无出血，大便时腹痛，有里急后重感，怕冷畏风，纳差，食则胃胀，乏力，腰酸，四肢沉重，小便可。舌淡苔白腻，脉沉。

辅助检查：肠镜检查示溃疡性结肠炎。

辨证：脾肾阳虚。

拟方：附子理中丸合痛泻要方加减。

肉桂 6g	党参 20g	炒白术 15g	制附子 10g（先煎）
炮姜 5g	茯苓 20g	补骨脂 10g	甘草 5g
白芍 15g	防风 10g	藿香 10g	木香 5g（后下）

陈皮5g

5剂，日1剂，煎水400mL分早晚两次饭后服。

二诊诸症同前，但皆有所减轻。考虑患者病久体虚，治疗需缓图之。原方加减续服，附子剂量从10g缓慢增至30g，并陆续交替加入吴茱萸、肉豆蔻、巴戟天、菟丝子、锁阳、杜仲等温补肾阳之品和建曲、鸡内金、白扁豆、黄芪等益气健脾调胃之药。连续调理5月余，患者诸症悉除，大便成形，食纳佳。

【按语】患者外院曾行结肠镜检查，明确诊断为溃疡性结肠炎。患者腹泻，伴有黏液、里急后重、怕冷畏风、不甚空调、纳差、食则胃胀、乏力、腰酸、四肢沉重，舌淡苔白腻，脉沉，为脾肾阳虚，寒湿内停所致。脾肾阳虚，不能温煦人体，故而怕冷畏风，不甚空调；阳虚不能气化水液，水走肠道，故而腹泻；阳虚寒湿内停，寒湿滞留肠中，则里急后重；寒湿之邪伤于气分，则见大便黏液；脾虚运化失常，则纳差，食则胃胀；湿停腰府、四肢，故见乏力，腰酸，四肢沉重。泻必腹痛、泻后痛减为痛泻要方之方证，故方选附子理丸中合痛泻要方加减。方中用炮姜代替干姜，其温里之力虽不如干姜迅猛，但辛燥之性较干姜弱，且作用持久，长于温中止痛、止泻。方中亦暗合真武汤之意，以温阳利水止泻。

病案二（两次复发异证异治案）

陈某，男，47岁。2015年12月初诊。

主诉：腹泻1周。

病史：患者有溃疡性结肠炎病史，诉近期工作压力较大，精神紧张，1周前旧病复发，每日便前肠鸣腹痛，泻后痛减，日1～2次。由于年底工作较多，担心不治疗日益严重，影响工作，故来就诊。现症见腹胀，肠鸣，纳差，乏力，余正常。舌淡红边有齿痕，苔白，脉弦细。

辅助检查：无。

辨证：肝脾不和。

拟方：痛泻要方加减。

陈皮 5g	防风 10g	炒白术 15g	白芍 10g
乌药 10g	木香 10g	鸡内金 15g	厚朴 10g
炒麦芽 30g	救必应 15g	党参 15g	鸡蛋花 15g

6 剂，日 1 剂，煎水 400mL 分早晚两次饭后服。嘱平素忌食辛辣。

其后患者未再就诊，至 2016 年 5 月，患者因食火锅后复发就诊。诉服前药后症状消失，加之工作较忙，故未复诊。直到前日家中来客人，请吃火锅，火锅较辣，房间空调甚凉，第二日微觉发热，头晕，大便稀溏，未在意，以为久不食火锅，身体不适应，过两日便好，结果日趋加重。现症见腹泻，肛门灼热，大便臭秽，里急后重，腹胀，大便少量脓血，口干，头晕，体温 37.5℃，微恶寒，舌淡苔白，脉浮细。辨为表邪未解之协热下利证，方选葛根芩连汤加减。方用葛根 30g，黄芩 10g，黄连 5g，救必应 15g，茯苓 10g，槐花 15g，鸡蛋花 15g，厚朴 10g，甘草 5g，薏苡仁 30g，党参 15g，砂仁 6g，白扁豆 30g，神曲 10g，木香 6g。7 剂，水煎服，日 1 剂。嘱患者需注意饮食清淡，忌辛辣刺激食物，保持心情愉快，注意调整工作压力。如无时间复诊，可购买参苓白术散服用。后患者未再复诊。

【按语】患者既往溃疡性结肠炎病史，第一次就诊时因工作压力较大，精神紧张诱发，为肝失条达，横逆侮脾所致。肝之疏泄失常，则气机郁滞，大肠腑气不通则腹胀，肝气横逆侮脾则脾虚，脾虚则运化无力，故纳差、乏力，脾虚水液不化，与气搏结于肠腑，故肠鸣、腹泻。舌淡红边有齿痕，苔白，脉弦细，亦为肝脾不和之象。痛泻要方出自《丹溪心法》，为治疗肝脾不和腹泻之要方，其辨证要点为肠鸣腹痛，大便泄泻，泻必腹痛，泻后痛缓。这与本案患者症状相同，故而用之。二诊患者因饮食不节而复发，加之有受凉病史，辨为表邪未解之协热下利证。饮食不节，进食辛辣刺激，损伤肠胃，故而腹泻；湿热内停，故而肛门灼热，大便臭秽；邪伤肠络，故而大便少量脓血，里急后重；热邪伤津，故而口干；空调寒邪入侵，故而微恶寒，头晕；邪正相搏，故而微发热，体温37.5℃。葛根芩连汤出自《伤寒论》"太阳病，桂枝证，医反下之，利遂不止，脉促者，表未解也，喘而汗出者，葛根黄芩黄连汤主之"，为表里双解剂，具有解表清里之功效，主治协热下利。二诊时患者大便有脓血，故而在此基础上加入槐花、砂仁等调气止血之品。

三、学生临证发挥

张某，男，61岁。2017年8月初诊。

主诉：脓血便1天。

病史：患者近3年来经常大便稀溏不爽，时有黏液，偶夹杂血丝，曾行结肠镜检查提示溃疡性结肠炎，未规律治疗。平素饮食得当则大便正常，如在外就餐则易腹痛腹泻，一般服用黄连素片可缓解。昨日参加同学聚会，因几十年未见，饮酒偏多，菜食亦偏辛辣，回家后出现脓血便，血色鲜红，伴腹痛、里急后重、肛门灼热，昨夜泻下约6次，口干，觉燥热，无口苦。舌质红，苔黄腻，脉弦数。

辅助检查：结肠镜检查提示溃疡性结肠炎。

辨证：邪热炽盛。

拟方：白头翁汤加减。

白头翁20g　　秦皮15g　　　黄连6g　　　黄柏15g

白芍 15g　　　生地黄 30g　　　甘草 10g

2 剂，日 1 剂，煎水 400mL 分早晚两次饭后服。

二诊：诉服药后大便已无脓血，但仍腹泻、腹痛，每日 3 次左右，里急后重明显。辨证为湿热内蕴，治以清热利湿、调气行血。方选芍药汤加减。

芍药 30g　　　当归 10g　　　黄连 5g　　　黄芩 15g

槟榔 10g　　　木香 6g（后下）　甘草 10g　　大黄 5g（后下）

肉桂 3g　　　　白头翁 15g

5 剂，日 1 剂，煎水 400mL 分早晚两次饭后服。

三诊：诉腹痛、里急后重明显好转，大便黏稠，纳少，余无不适，舌质淡红，苔白腻，脉弦。辨证为脾胃虚弱，以参苓白术散加减调理月余，大便成形。嘱患者注意饮食及休息，忌辛辣刺激饮食。

急慢性肠炎

一、概述

急性肠炎是由细菌及病毒等微生物感染所引起的肠道急性炎症，是临床常见病、多发病，常见于夏秋季节，多由于饮食不当，暴饮暴食，或食入生冷腐馊、秽浊不洁的食品而诱发。患者多表现为腹泻，每天 3～5 次，甚至数十次不等，大便呈水样，深黄色或带绿色，恶臭，可伴有恶心、呕吐、腹痛、肠鸣、发热、全身酸痛等症状，严重者可致脱水、电解质紊乱、休克等。慢性肠炎泛指肠道的慢性炎症，其病因可为细菌、霉菌、病毒、原虫等微生物感染，亦可为过敏、变态反应等原因所致。主要表现为反复发作性腹部隐痛、腹胀、肠鸣、腹泻或长期大便不成形，遇冷或进食油腻之物或遇情绪波动或劳累后容易发作。急性肠炎迁延不愈可发展为慢性肠炎，慢性肠炎急性发作可表现为急性肠炎，故两者可相互转化。

急性肠炎、慢性肠炎都归属中医学"泄泻"范畴。中医泄泻是以排便次数增多，粪质稀溏或完谷不化，甚至泻出如水样为主症的病症。古代将大便溏薄而势缓者称为泄，大便清稀如水而势急者称为泻，现临床一般统称泄泻。急性肠炎一般属于急性暴泻，慢性肠炎属于慢性久泻。汉代张仲景《伤寒杂病论》中将具有泄下表现的统而称之为"利"或"下利"。

泄泻需和痢疾鉴别。二者都可表现为排便次数增多，粪质稀溏，病变部位均在大肠，但泄泻以排便次数增多、粪质稀溏，甚至水样便为主要症状；痢疾则以腹痛、里急后重、脓血便为主症。泄泻也可有腹痛，但是多与肠鸣腹胀同时出现，泻后痛减；而痢疾腹痛多与里急后重同时出现，泻后痛不减或减不足言。临床两者亦可相互转化，有先泻后转痢者，也有先痢后转泻者，前者病情多加重，后者病情转轻。

现将蔡柏教授对本病病因病机的认识及辨治经验简述如下。

（一）辨明病因，详审病机

引起泄泻的原因是多方面的，如朱丹溪说"得此病者，或因于内伤，或因于外感"，总属脾胃受伤，湿邪无从分消，以致分利无权，并走大便所致，以湿邪最为主要。因此，《医宗必读》有"无湿不成泻"之说。

1. 感受外邪

外感寒、热、暑、湿直中脾胃肠道或者表病传里，皆可致泻。

其中又以感受湿邪致泄者最多。湿为阴邪，易伤脾阳，脾为阴土，喜燥而恶湿，是人体运化水湿的重要脏器，脾阳不振，水湿停聚体内，则发为泄泻。《素问·阴阳应象大论》即云"湿盛则濡泻"。暑多夹湿，暑热季节气候炎热，多雨潮湿，暑邪常夹湿邪而为暑湿侵袭人体，发为泄泻。热邪也常与湿邪夹杂而为湿热之邪，湿热蕴结肠胃，肠胃功能失调而发为泄泻。寒亦为阴邪，寒邪直中脾胃，脾阳受损，或寒湿困脾，亦可出现泄泻。

2. 饮食所伤

平素嗜食肥甘厚味、辛辣刺激，以致湿热内生；或恣食生冷瓜果，损伤脾胃阳气，湿从寒化，寒湿内蕴；或者饮食不节，暴饮暴食，宿食内停，积壅肠胃；或者食用不洁之物，伤及肠胃，皆可使脾胃运化失司，升降失调，传导失职，发生泄泻。内伤饮食与外感湿邪亦可合而为病。正如《景岳全书》所说："若饮食失节，起居不时，以致脾胃受伤，则水反为湿，谷反为滞，精华之气不能输化，乃致合污下降而泻痢作矣。"

3. 情志失调

肝主疏泄，脾主运化，恼怒伤肝，肝郁乘脾，则肝失疏泄，脾失运化，久则水谷精微不得正化而变生湿邪；或忧思伤脾，脾伤则水液不化，水湿下趋肠道而为泄泻。因此，《景岳全书》曰："凡遇怒气便作泄泻者，必先以怒时夹食，致伤脾胃，故但有所犯，即随触而发，此肝脾二脏之病也。盖以肝木克土，脾气受伤而然。"

4. 脏腑虚损

素体脾胃虚弱，痰湿内停，或者久病伤中，中阳不健，清气下陷，水谷糟粕混夹而下，遂成泄泻。又或者素体肾阳不足，或年老体衰，阳气不足，或者久病之后，命门火衰，导致肾阳虚衰，不能助脾腐熟水谷，水谷不化，关门不利，而为泄泻。如《景岳

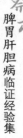

全书》云："肾为胃关，开窍于二阴，所以二便之开闭，皆肾脏之所主。今肾中阳气不足，则命门火衰，而阴寒独盛，故于子丑五更之后，当阳气未复，阴气盛极之时，即令人洞泄不止也。"

综上所述，泄泻的病位主要在肠，病变脏腑在脾，主要病理因素是湿。脾病湿盛是导致泄泻发生的病机关键所在。急性暴泻以湿盛为主，因湿盛而致脾伤，脾不运化，水谷清浊不分，下注肠道所致，多属实证。慢性久泻则以脾虚为主，多由脾失健运，湿浊内生所致，多属虚证或者虚实夹杂之证。暴泻迁延日久可由实转虚而为久泻；久泻亦可因复感外邪或者内伤饮食急性发作而为暴泻，故两者可相互转化，即湿盛与脾虚互相影响，互为因果。正如《景岳全书》所云："泄泻之本，无不由于脾胃。"

（二）分型证治

1. 外感湿邪证

证候：泄泻清稀，甚则如水样，腹痛肠鸣，脘闷食少，或兼外感风寒，恶寒发热，头痛，肢体酸痛。舌淡苔白腻或薄白，脉濡缓或脉浮。

治法：温阳化水利湿兼解表。

拟方：五苓散。

泽泻 15g　　　猪苓 15g　　　茯苓 15g　　　白术 15g

桂枝 6g

五苓散出自汉代张仲景所著的《伤寒杂病论》，用于治疗太阳蓄水证，具有温阳解表、化气行水的作用。方由泽泻、猪苓、茯苓、白术、桂枝5味药组成。方中重用泽泻利下焦水湿，猪苓、茯苓助其淡渗利水，白术健脾祛湿的同时助脾气转输，桂枝轻用，取其通阳化气。急性泄泻多由外感湿邪或里外湿相感，水湿不化，水液并走肠道而致，故后世亦常将五苓散用于急性泄泻中，尤其是水样便者，取其淡渗利湿、化气行水之作用，即"利小便以实大便"。

2．湿热内盛证

证候：泻下急迫，伴腹痛，或势如水注，或泻而不爽，粪色黄褐，气味臭秽，肛门灼热，或伴身热口渴、小便短黄。舌质红，苔黄腻，脉滑数。

治法：清热利湿止泻。

拟方：葛根芩连汤。

葛根 30g　　　黄芩 15g　　　黄连 10g　　　炙甘草 10g

该方是治疗湿热泄泻的常用方剂，出自《伤寒杂病论》。原方用于太阳病误下之后，邪热入里而成之"协热利"。方中葛根解肌清热，升清止泻，黄芩、黄连苦寒，清热燥湿止泻，炙甘草缓急和中。因此，凡湿热之泄泻用之皆效。

若热偏重，可加金银花、马齿苋以增清热解毒之力；若湿偏重，可加薏苡仁、厚朴、茯苓、泽泻、车前子以增清热利湿之力，或合用五苓散；夹食者，可加神曲、山楂、麦芽。

3．寒热错杂证

证候：腹中雷鸣，泻下稀便，气味臭秽，肛门灼热或不灼热，脘腹胀满，嗳气食少，或恶心呕吐，或口渴、心烦。舌红，苔黄腻，脉滑数尺沉。

治法：寒热平调，消痞止泻。

拟方：甘草泻心汤加减。

炙甘草 30g　　黄芩 15g　　　干姜 10g　　　半夏 15g

方中重用炙甘草以补中缓急，使胃虚得补，急利得缓；半夏燥湿化痰，散结消痞，降逆止呕；干姜温中散邪祛饮；黄芩苦寒燥湿止泻。诸药合用，寒热同调，益气和胃，消痞止泻。除甘草泻心汤外，还有半夏泻心汤、生姜泻心汤与之类似。

临床使用时如果以泄泻为主，伴肠鸣、脘腹胀满，可以选用甘草泻心汤；如果以胃脘痞满为主，同时有泄泻，可选半夏泻心汤；如果以嗳气为主，伴泄泻、痞满，可选生姜泻心汤。

4.食滞肠胃证

证候：泻下稀便，臭如败卵，伴有不消化食物，嗳腐酸臭，脘腹胀满，不思饮食，腹痛肠鸣，泻后痛减。舌苔垢浊或厚腻，脉滑。

治法：消食导滞止泻。

拟方：保和丸。

| 山楂 15g | 神曲 10g | 法半夏 10g | 茯苓 15g |
| 陈皮 5g | 连翘 5g | 莱菔子 6g | |

方中神曲、山楂、莱菔子消食导滞，法半夏、陈皮和胃降逆化痰，茯苓健脾祛湿，连翘清郁热。诸药合用，有消食导滞、和胃除湿之功。

若食滞较重，脘腹胀满，泻而不畅者，可因势利导，据通因通用的原则，加大黄、枳实、槟榔，或用枳实导滞丸，推荡积滞，使邪有出路，达到祛邪安正的目的。

5.肾阳虚衰证

证候：多于黎明之前脐腹作痛，肠鸣即泻，完谷不化，泻后即安，或伴形寒肢冷、小腹冷痛、腰膝酸软。舌淡苔白，脉沉细。

治法：温肾固涩止泻。

拟方：四神丸。

| 补骨脂 15g | 吴茱萸 5g | 肉豆蔻 10g | 五味子 10g |

方中补骨脂温阳补肾，吴茱萸温中散寒，肉豆蔻、五味子收涩止泻。

如阳虚寒饮较重，可合用真武汤；如脾阳虚衰，运化无力，可合用附子理中丸；如久泻不止，中气下陷，可合用补中益气汤；

如滑脱不禁，可合用桃花汤固涩止泻。

6. 肝脾不和证

证候：每逢抑郁恼怒或情绪紧张之时，即发生腹痛泄泻，腹中雷鸣，攻窜作痛，腹痛即泻，泻后痛减，矢气频作，胸胁胀闷，嗳气食少。舌淡苔薄白，脉弦。

治法：疏肝健脾止泻。

拟方：痛泻要方。

| 白芍 15g | 陈皮 5g | 白术 15g | 防风 15g |

方中白芍养血柔肝，白术健脾补虚，陈皮理气醒脾，防风升清止泻。

若肝郁气滞，胸胁脘腹胀痛，可加柴胡、枳壳、香附；若脾虚明显，神疲食少者，加黄芪、党参、白扁豆；若久泻不止，可加酸收之品，如乌梅、五倍子、石榴皮等。

7. 脾胃虚弱证

证候：大便时泻时溏，迁延反复，稍有饮食不慎即易加重或复发，伴有不消化食物、饮食减少、食后脘闷不舒，面色萎黄，神疲倦怠。舌淡苔白，脉细弱。

治法：健脾祛湿止泻。

拟方：参苓白术散。

党参 15g	白术 15g	茯苓 15g	山药 15g
莲子 15g	薏苡仁 15g	白扁豆 15g	砂仁 5g（后下）
桔梗 10g	甘草 5g		

方中党参、山药、莲子、白扁豆益气健脾，白术、茯苓、薏苡仁健脾祛湿，砂仁醒脾和胃，桔梗升清阳，甘草缓急和中，调和诸药。诸药合用，共奏益气健脾渗湿之功，使脾气健运，湿邪得去，泄泻得止。

二、治验医案

1．慢性肠炎案

黄某，男，42岁。2015年9月初诊。

主诉：反复腹泻10余年。

病史：患者有慢性肠炎病史，诉近10余年来大便偏溏，尤其是进食油腻或者偏凉食物后容易腹泻，入秋以来更是明显，每日晨起必先去厕所，大便稀溏，伴肠鸣、腹痛，早餐后亦需立即如厕，纳差，口淡，食多易胃胀，胃脘部、腹部怕冷，腰酸，小便清，次数偏多。舌淡胖边有齿痕，脉沉细。

辅助检查：电子肠镜检查提示慢性肠炎。

辨证：脾肾阳虚。

拟方：四神丸合附子理中丸加减。

补骨脂20g	肉豆蔻10g	吴茱萸15g	五味子10g
建曲10g	菟丝子15g	干姜10g	制附子10g（先煎）
党参15g	白扁豆30g	茯苓15g	砂仁10g（后下）
杜仲20g	白术15g		

5剂，日1剂，煎水400mL分早晚两次饭后服。

二诊：患者诉晨起腹泻好转，不似之前那般急迫，胃脘部、腹部怕冷好转，余同前。前方加减续服6剂。

三诊：晨起已无须大便，但早餐后仍需大便，大便稀烂较前好转，但黏滞难冲，食欲好转，怕冷好转，小便次数偏多。考虑为脾胃虚弱，方选参苓白术散合四神丸加减。

党参20g	白术10g	茯苓20g	山药20g
白扁豆30g	炙甘草5g	肉豆蔻10g	砂仁10g（后下）
益智仁15g	补骨脂15g	炒麦芽30g	制附子10g（先煎）

6剂，日1剂，煎水400mL分早晚两次饭后服。

四诊：诸症减轻，大便微溏，前方加减续服6剂。

【按语】患者有慢性肠炎病史，腹泻反复发作10余年。久病泄泻，肾阳亏虚，脾胃虚弱，命门火衰，中阳不健，导致水谷不化，关门不利，水谷糟粕混夹而下，遂成泄泻。肾阳亏虚，阳不能制阴，而晨起时阴寒最甚，故而肠鸣泄泻，腹痛；脾胃虚弱，不能运化食物，故而稍进食油腻或者偏凉食物后容易腹泻，早餐后亦需立即如厕，纳差，食多易胃胀；脾肾阳虚，失于温煦，故而胃脘部、腹部怕冷；腰为肾之府，肾阳不足，故腰酸；阳不化气，气化失常，故而小便清，次数偏多；舌淡胖边有齿痕，脉沉细亦为脾肾阳虚之证。方用四神丸温肾散寒，涩肠止泻；附子理中丸温脾散寒，止泻止痛；再加砂仁、党参、白扁豆、茯苓健脾理气祛湿，暗合参苓白术散之意。诸药合用，肾阳得温，脾阳得助，水谷运化得以恢复正常，则诸症可愈。三诊时患者晨起泄泻痊愈，仍餐后便溏，且黏滞难冲，为脾虚湿滞之象，故而选方参苓白术散健脾祛湿，合四神丸继续温肾散寒，加附子继续温脾肾之阳，加益智仁一方面患者小便多，益智仁可以暖肾固精缩尿，另一方面可以温脾开胃。四诊患者诸症得减，续服6剂以巩固疗效。

2．急性肠炎案

梁某，男，64岁。2018年11月初诊。

主诉：腹泻1天。

病史：患者昨夜路边进食烧烤后出现腹痛腹泻，伴肛门灼热，腹胀痛，泻后减轻，昨夜有恶寒、发热，现已无恶寒，体温正常，口干，无口苦。舌红苔黄腻，脉滑数。

辅助检查：无。

辨证：湿热内盛。

拟方：葛根芩连汤加味。

葛根 30g	黄芩 10g	黄连 5g	茯苓 10g
炙甘草 5g	薏苡仁 30g	党参 15g	枳实 10g
厚朴 10g	神曲 10g	陈皮 5g	法半夏 10g

3 剂，日 1 剂，煎水 400mL 分早晚两次饭后服。

二诊：已无腹痛腹泻，大便不成形，舌脉同前。予前方 3 剂，巩固治疗。嘱注意饮食，少食生冷油腻及辛辣刺激食物。

【按语】患者有不洁饮食史，考虑为饮食不洁导致邪热内陷所致泄泻。外感邪热，故而昨夜有恶寒、发热；邪热入里，外邪已解，故而就诊时已无发热恶寒；患者素体湿热或者病邪入里化热，湿热结于肠道，大肠传化失司，故而泄泻；湿热阻滞肠道，气机不畅，故而腹胀痛；泻后邪气得出，故而泻后减轻；湿热下注，故而肛门灼热；热邪伤津，故而口干；舌红苔黄腻，脉滑数，亦为湿热内蕴之象。因此，方选葛根芩连汤清热燥湿止泻；患者腹胀痛明显，故而加枳实、厚朴、陈皮、法半夏理气化痰，再加茯苓、薏苡仁健脾祛湿，党参、神曲固护脾胃。诸药合用，清热燥湿，健脾止泻。本病因饮食不节而诱发，故而病止之后交代患者饮食注意事项，以免复发。

三、学生临证发挥

冯某，男，14 岁。2018 年 7 月初诊。

主诉：腹泻 2 天。

病史：患者为初中学生，寄宿在学校，两天前无明显诱因出现腹痛，泻下水样便，日 4 ～ 5 次，稍遇风则腹痛，痛必腹泻，泻后痛减，无肛门灼热感，大便味不甚臭秽，无口干，无口苦，胃脘部稍胀，小便较前减少。舌淡苔薄白，脉沉滑。

辅助检查：无。

辨证：肝脾不和。

拟方：痛泻要方合五苓散加减。

防风 15g	白芍 15g	白术 15g	茯苓 30g
猪苓 15g	泽泻 20g	桂枝 15g	陈皮 15g
法半夏 15g			

3 剂，日 1 剂，煎水 400mL 分早晚两次饭后服。

胆囊炎

一、概述

胆囊炎为临床常见疾病之一，发病率较高。根据其临床表现即病程，通常可分为急性胆囊炎和慢性胆囊炎。急性胆囊炎常见症状以右上腹急性疼痛为主，常伴发热、恶心、呕吐等，轻型病例常有畏寒和低热；重型病例则可有寒战和高热，热度可达 39℃以上，并可出现谵语、谵妄等精神症状；查体可见右上腹压痛，同时伴有反跳痛、腹肌紧张，墨菲征阳性；实验室检查可见血白细胞计数及中性粒细胞计数增高；超声检查可见胆囊壁体积增大（胆囊横径 ≥ 4cm），胆囊壁水肿，胆囊壁增厚（ ≥ 3mm 或毛糙）。慢性胆囊炎常见症状为反复右上腹胀痛或不适，可伴有腹胀、嗳气、厌油腻等消化不良症状，进食高脂或油腻食物后症状加重；病程长，病情经过有急性发作和缓解相交替的特点，急性发作时与急性胆囊炎症状相同，缓解期有时可无任何症状；查体可见右上腹部有轻度压痛及叩击痛，但大多数患者可无任何阳性体征；

超声检查可见胆囊体积常缩小或正常，也可见胆囊体积略有增大，胆囊壁增厚（≥3mm）或毛糙。

急性胆囊炎可归属于中医学"胁痛"范畴，慢性胆囊炎归属于中医学"胆胀"范畴。中医学虽无急性胆囊炎及慢性胆囊炎的病名，但早在《黄帝内经》便有相关论述。《灵枢·五邪》曰："邪在肝，则两胁中痛。"《素问·缪刺论》曰："邪客于足少阳之络，令人胁痛不得息。"《灵枢·本脏》谓"胆胀者，胁下痛胀，口中苦，善太息"。

现将蔡柏对本病病因病机的认识及辨治经验阐述如下。

（一）辨明病因，详审病机

蔡柏教授认为，胆囊炎病位在胆腑，与肝、脾、胃脏腑功能失调相关。感受外邪、虫石阻滞、情志不遂、饮食失节、劳伤过度是本病发病的主要诱因。其基本病机是胆失通降，不通则痛；胆络失养，不荣则痛。急性胆囊炎以"热、毒"为主，慢性胆囊炎以"湿、热"为主；属虚的病理因素有"脾虚、阴虚"，慢性胆囊炎反复发作，可见"脾虚、阴虚"。

1. 感受外邪

外感湿热毒邪，湿热由表入里，内蕴中焦，肝胆疏泄失职，腑气不通；或热毒炽盛，蕴结胆腑，使血败肉腐，蕴而成脓，发为胁痛；或因湿热内蕴，肝胆疏泄失职，胆汁郁积，排泄受阻，煎熬成石，胆腑气机不通，不通则痛，发为胁痛或胆胀；或外感寒邪，邪入少阳，寒邪凝滞，肝胆疏泄失职，胆腑郁滞；或蛔虫上扰，枢机不利，胆腑通降受阻，发为胆胀。

2. 情志不遂

肝属木，主疏泄，性喜条达而恶抑郁。若悲哀恼怒，情志不舒，以致肝气抑郁，疏泄失司，气阻络痹，胁痛由作；或肝气郁结，胆失通降，胆液瘀滞，发为胆胀。正如《杂病源流犀烛》所言："气郁，由大怒气逆，或谋虑不决，皆令肝火动甚，以致胠胁疼痛。"

3.饮食失节

饮食不节，损伤脾胃，脾虚失其健运，而致水湿内蕴，日久郁而生热，湿热相搏，壅塞肝胆，肝失疏泄条达，以致胁痛。或嗜食肥甘厚味，或嗜酒无度，损伤脾胃，致中焦运化失职，升降失常，土壅木郁，肝胆疏泄不畅，胆腑不通，发为胆胀。

4.劳伤过度

久病体虚，劳欲过度，使得阴血亏虚，胆络失养，脉络拘急，胆失通降，不荣则痛，发为胆胀。或劳欲过度，肾精亏损，精不化血，水不养木而致肝阴不足，令肝脉失养，不荣而痛。诚如《金匮翼》所言："肝虚者，肝阴虚也。阴虚则脉绌急，肝之脉贯膈布胁肋，阴血燥则经脉失养而痛。"

综上所述，本病病位在胆腑，与肝失疏泄、脾失健运、胃失和降密切相关。肝主疏泄，调畅气机，令胆汁畅通，若肝失疏泄，可导致胆汁排泄不利，胆汁瘀滞，肝胆气机不利，肝胆同病，发为胁痛或胆胀。脾主运化，胃主通降，脾主升清，运化水谷，为气血生化之源，胃气以降为顺，胆汁的排泄依赖于脾之升清，胃之和降，故脾失健运、胃失和降均可致胆腑不通。

（二）分型证治

蔡柏教授根据多年临证经验，将常见胆囊炎分为以下证型。

1.胆腑郁热证

证候：右胁灼热疼痛，或绞痛或胀痛或钝痛或剧痛，疼痛放射至右肩胛，脘腹不舒，可兼见口苦、恶心、呕吐，或身目黄染，或持续低热，小便短赤，大便秘结。舌质红，苔黄或厚腻，脉弦

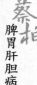

滑数。

治法：疏肝理气。

拟方：大柴胡汤。

| 柴胡 30g | 黄芩 15g | 枳实 15g | 大黄 5g（后下） |
| 半夏 15g | 白芍 15g | 大枣 10g | 生姜 3 片 |

方中重用柴胡为君药，配臣药黄芩和解清热，以除少阳之邪；轻用大黄配枳实以内泄阳明热结，行气消痞，亦为臣药。白芍柔肝缓急止痛，与枳实相伍，可以理气和血，以除心下满痛；半夏和胃降逆，配伍生姜可治呕逆，共为佐药。大枣与生姜相配，能和营卫而行津液，并调和脾胃，功兼佐使。

合并黄疸者，可加茵陈蒿、栀子；心烦失眠者，加合欢皮、炒酸枣仁；恶心呕吐者，加姜竹茹；壮热者，可加石膏、蒲公英、虎杖。

2. 肝胆湿热证

证候：右胁痛，口苦，脘腹痞闷，胁痛牵及后背，或恶心，厌食油腻，或有黄疸，心烦，小便黄赤。舌质红，苔黄腻，脉弦滑。

治法：清热利湿，利胆通腑。

拟方：龙胆泻肝汤。

龙胆草 10g	栀子 15g	黄芩 15g	通草 15g
泽泻 15g	车前子 15g	柴胡 15g	甘草 10g
当归 10g	生地黄 15g		

方中龙胆草味苦性寒，清热利湿，是为君药。辅以黄芩、栀子清热泻火，燥湿解毒；车前子、泽泻、通草通利水道，导湿下行；生地黄、当归养血生阴，以防阴血之伤；柴胡疏肝解郁，引药归经肝胆；甘草调和诸药，复防苦寒伤胃之弊。

胁痛牵及后背者，酌加郁金、川楝子、延胡索以理气止痛；

呕恶者，加竹茹、半夏以降逆止呕；若见黄疸者，加茵陈蒿、虎杖以利湿退黄；伴胆石者，加鸡内金、金钱草、海金沙；小便黄赤者，加滑石、通草；大便干结者，加大黄、芒硝、牡丹皮。

3．肝胆气滞证

证候：右胁胀痛或走窜不定，腹痛欲泻，体倦乏力，腹部胀满，嗳气频作，大便溏薄，喜善太息，随情志不舒加重，纳食减少。舌质淡胖，苔白，脉弦或弦细。

治法：疏肝理气，活血止痛。

拟方：柴胡疏肝散。

陈皮 15g	柴胡 15g	川芎 15g	香附 15g
枳壳 10g	芍药 15g	甘草 5g	

方中柴胡功擅疏肝解郁，用以为君。香附理气疏肝而止痛，川芎活血行气以止痛，二药相合，助柴胡以解肝经之郁滞，并增行气活血止痛之效，共为臣药。陈皮、枳壳理气行滞，芍药、甘草养血柔肝，缓急止痛，均为佐药。甘草调和诸药，亦为使药。诸药相合，共奏疏肝行气、活血止痛之功。

疼痛明显者，加延胡索、郁金、川楝子；腹部胀满者，加厚朴、草豆蔻；口苦心烦，加黄芩、牡丹皮、栀子；恶心、呕吐者，加半夏、竹茹；伴胆石者，加鸡内金、金钱草、海金沙；若气郁化火伤及肝阴，而见口干、目涩、舌红少津、脉弦细者，加沙参、石斛等清热养阴之品；若肝气犯脾而见腹痛、泄泻者，则加茯苓、白术、山药等健脾止泻，或合用痛泻要方。

4．胆郁痰扰证

证候：胸胁胀闷，胆怯易惊，惊悸不宁，失眠多梦，烦躁不安，头晕目眩，口苦，恶心。舌红，苔黄腻，脉弦数。

治法：理气化痰，和胃利胆。

拟方：温胆汤。

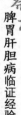

半夏 15g   竹茹 15g   枳实 15g   陈皮 5g

甘草 5g   茯苓 15g

方中半夏燥湿化痰，为君药。臣以竹茹清热化痰，半夏与竹茹相伍，一温一凉，化痰和胃，止呕除烦。陈皮理气行滞，燥湿化痰；枳实降气导滞，消痰除痞，陈皮与枳实相合，亦为一温一凉，而理气化痰之力增。佐以茯苓健脾渗湿，以杜生痰之源。以甘草为使，调和诸药。全方不寒不燥，理气化痰以和胃，胃气和降则胆郁得舒，痰浊得去则胆无邪扰。

若心热烦甚者，加黄连、栀子、淡豆豉以清热除烦；失眠者，加琥珀粉、远志以宁心安神；惊悸者，加珍珠母、生牡蛎、生龙齿以重镇定惊。

5. 肝阴不足证

证候：右胁部隐痛，悠悠不休，遇劳加重，两目干涩，头晕目眩，口干咽燥，心烦易怒，肢体困倦，纳食减少，失眠多梦。舌质红，苔少，脉弦细。

治法：滋阴柔肝。

拟方：一贯煎。

沙参 15g   麦冬 15g   当归 15g   生地黄 15g

枸杞子 15g   川楝子 9g

方中生地黄养血滋阴，补益肝肾，是为君药；沙参、麦冬、当归、枸杞子益阴养血柔肝，川楝子疏肝理气，以顺肝木条达之性。诸药合用，能使肝体得养，肝气调畅，胁痛得解。

右胁胀痛甚者，加佛手、香橼；若心中烦热者，酌加炒栀子、酸枣仁以清热安神；口干舌燥较甚者，可加石斛、玉竹以养阴生津；头晕较剧者，复入女贞子、黄精、菊花以益肾清肝。

二、治验医案

1. 慢性胆囊炎案

李某，男，44岁。2016年11月初诊。

主诉：右上腹疼痛2天。

病史：患者有慢性胆囊炎病史，饮食不当即右上腹疼痛不适，一般三五日即自行缓解。此次发作两天，右上腹持续胀痛，疼痛较前发作时剧烈，故来就诊。现症见右上腹部持续胀痛，按之痛剧，恶心欲吐，厌恶油腻，不能吃饭，口苦，口干，大便干结，3日1行。舌红苔黄腻，脉弦数。

辅助检查：彩超示胆囊体积增大，胆囊壁增厚。

辨证：胆腑郁热。

拟方：大柴胡汤加减。

柴胡 30g	黄芩 15g	白芍 20g	半夏 15g
生姜 3片	枳实 15g	大枣 10g	生大黄 6g(后下)
延胡索 15g	川楝子 10g	郁金 15g	茵陈蒿 15g
炙甘草 10g			

3剂，日1剂，煎水400mL分早晚两次饭后服。

二诊：诉服药后大便通畅，疼痛迅速缓解，诸症减轻。前方改生大黄为熟大黄5g，续服5剂。

三诊：无疼痛发作，大便偏稀，日1～2次，无恶心欲吐，纳可，轻微口干、口苦，舌红苔薄黄，脉弦细。前方去生大黄、延胡索、川楝子，白芍减为15g，续服7剂。嘱患者清淡饮食，忌油腻辛辣刺激之品。

【按语】患者少阳郁热，阳明热结，方用大柴胡汤和解少阳，泄热通腑；患者疼痛剧烈，加延胡索、川楝子，即金铃子散以理气活血止痛；再加炙甘草10g与方中白芍相合，即芍药甘草汤，以缓急解痉止痛；加郁金、茵陈蒿疏肝解郁，清利肝胆。全方共奏疏肝解郁、清利肝胆、泄热通便、和解少阳、解痉止痛之功。二诊患者大便通畅，为防止泻下过度，易生大黄为熟大黄。

2．胆囊壁毛糙案

吴某，男，50岁。2017年12月初诊。

主诉： 发现胆囊壁毛糙1个月。

病史： 患者1个月前体检做彩超时提示胆囊壁毛糙，欲服中药调理，故来就诊。现症见口干，口苦，饮食油腻或者辛辣刺激则右上腹部胀闷不舒，多汗，常阴囊潮湿，小便黄，大便臭秽，偶头晕耳鸣，眼角红赤，遇事则睡眠较差，易心烦，平素脾气急躁易怒。舌红苔黄厚腻，脉弦滑。

辅助检查： 彩超提示胆囊壁毛糙。体检其他指标皆正常。

辨证： 肝胆湿热。

拟方： 龙胆泻肝汤加减。

龙胆草15g	栀子15g	泽泻15g	车前子15g
当归10g	生地黄30g	柴胡30g	黄芩20g
菊花15g	钩藤10g	通草15g	甘草10g
淡豆豉10g	黄柏15g	龙骨30g（先煎）	
牡蛎30g（先煎）			

7剂，日1剂，煎水400mL分早晚两次饭后服。嘱患者平素忌食辛辣。

二诊： 诸症缓解，大便偏稀，日2～3次，眠可，口干、口苦、心烦减轻，微觉胃胀，舌苔较前减少，脉同前。续以前方加减。

龙胆草12g	栀子10g	泽泻15g	车前子15g
当归10g	生地黄15g	柴胡30g	黄芩15g

菊花 10g　　　通草 15g　　　甘草 10g　　　半夏 15g

白术 15g　　　茯苓 30g　　　党参 15g　　　龙骨 30g（先煎）

牡蛎 30g（先煎）

　　7 剂，日 1 剂，煎水 400mL 分早晚两次饭后服。嘱患者平素忌食辛辣。

　　三诊：口干、口苦已不明显，无腹部及胃部不适，大便每日 1 次，便软，已无眼角红赤，汗出减少，纳眠可。因患者要异地工作几个月，煎药不便，遂改龙胆泻肝丸口服。嘱患者坚持服药 1～3 个月，同时注意饮食清淡，忌油腻及辛辣刺激饮食。

　　【按语】慢性胆囊炎有时症状不明显，或有症状而患者不重视，未能及时就诊，而在体检时发现。本案患者右上腹部胀闷不舒、口干、口苦、多汗、阴囊潮湿、小便黄、头晕耳鸣、心烦、急躁易怒为明显肝胆湿热表现，故而选用清利肝胆湿热之龙胆泻肝汤。患者心烦眠差，故加淡豆豉与方中栀子相合，即栀子豉汤，以清热除烦；加龙骨、牡蛎以安神助眠；同时患者眼角红赤、头晕耳鸣，为肝火上炎，加菊花、钩藤以加强整张方的清热平肝之力。二诊患者诸症减轻，而大便偏稀，胃胀，减前方苦寒药物剂量而加党参、白术、茯苓以健脾祛湿。

三、学生临证发挥

　　胡某，男，30 岁。2019 年 3 月初诊。

　　主诉：右胁下胀闷 1 周。

　　病史：患者平素嗜食油腻食物，有宵夜习惯，1 周来感觉右胁下胀闷，偶尔有刺痛感，故来就诊。现症见右侧胁下胀闷，偶有刺痛，胸闷，口干，口苦，食后恶心欲吐，睡眠可，二便正常。舌红，苔腻微黄，脉弦滑。

辅助检查：彩超提示胆囊壁改变，考虑慢性胆囊炎；肝功能检查无异常。

辨证：胆郁痰扰。

拟方：温胆汤加减。

法半夏 15g	竹茹 15g	茯苓 15g	陈皮 15g
炙甘草 10g	枳实 15g	生姜 4 片	红枣 10g
柴胡 30g	黄芩 15g	党参 15g	

5 剂，日 1 剂，煎水 400mL 分早晚两次饭后服。

二诊：诉服药 2 剂即无胀闷感，但昨日食用一整只鸡后又觉不适，口干、口苦较前减轻，无食后恶心欲吐，舌脉同前。前方续服 7 剂。

三诊：除轻微口干、口苦外，余症皆无。前方续服 14 剂。

四诊：患者诉见处方无变化又自行在药店购买 7 剂服用。自觉服药月余，怕影响肝肾功能，故而自行体检，复查肝肾功能及彩超，结果正常；彩超提示胆囊未见明显异常。嘱其注意饮食，除饮食清淡外，勿暴饮暴食。

胆石症

一、概述

胆石症是临床中的常见病、多发病，蔡柏教授在胆石症的治疗中积累了丰富的经验，并取得较好的疗效，现就蔡柏教授对胆石症的治疗经验和心得进行总结。

胆石症患者并不一定会出现相应的临床症状，往往在体检中发现，但也可诱发胆囊炎或者其他消化系统的问题，如厌食油腻食物、食欲下降、腹胀腹痛，严重者可引起黄疸等问题，在临床中也需引起重视。部分患者在体检时发现的胆结石较小，也无明显临床症状，可通过早期中医药干预，防止其继续增大或促进部分患者顺利排出结石，防止病情进一步发展，发挥中医药的优势。由于古人尚无彩超、CT 等相关检查设备，技术条件受到限制，无法对胆石症有非常明确而详细的认识。但是中医学对疾病的认识多从症状和相关体征入手，故胆石症的中医学认识可从"胁痛""黄疸""腹痛"等入手。

（一）辨明病因，详审病机

胆为中精之腑，其为腑而主疏泄，肝胆相连，与肝脏的疏泄功能息息相关。肝胆主调人身之气机，协调周身气机升降出入之道路，故《素问·六节藏象论》有言"凡十一脏，取决于胆也"。若肝气郁结，则胆汁排泄障碍，可引起脾胃运化失职，出现纳呆、腹痛、厌食、二便异常等不适；或因肝郁化火，炼灼胆液，酝酿成石，可进一步影响肝胆升降之机，互为影响。部分患者则为素体情绪不调，或易于抑郁或易恼怒，或饮食过于油腻或嗜酒度日，情志不畅，或湿热内郁而引起肝胆气机不疏，胆汁排泄障碍，进而胆汁壅塞于胆腑而成胆石之患。若胆石郁久不化，肝气郁塞不通，由气分至血分，可出现气滞血瘀之象，引起胁肋部疼痛不适，或刺痛或胀痛难忍。若病久不愈，则可由实转虚，因实致虚，肝胆郁热灼伤肝阴、肝血，成虚实夹杂之机，或由肝胆升降失常，脾胃受损，成木克土之证，肝胆郁而脾胃虚，则更为难治，需标本兼顾。

因此，胆石症之病位在肝胆，起因于情志不畅、湿邪内郁、瘀血阻滞、郁热内生等，其病机总归于肝胆气机不通，疏泄失调，

蔡柏
脾胃肝胆病临证经验集

气血瘀滞，病久则由实致虚，由气分及血分，最终成虚实夹杂之局面。

若由油腻、酒食、情志失常而诱发，则可由慢性胆石之患而成急性发作之急症，诱发黄疸甚则鼓胀等急危重症，可见寒战高热，胁痛明显，向肩背部放射痛，腹胀，甚则黄疸等，病情较为急重，若不处理及时，可危及生命。此则为胆石症之变证。

（二）分型证治

针对胆石症之病机，蔡柏教授根据临证经验，对其治疗重在"疏导"二字，若兼有体虚者或病久及虚则兼顾本而扶正，若有诱因而成急症则重在治标而救急。此为胆石症治验大法。

"疏导"为治疗本病之总纲，因肝胆主疏泄，唯有疏导气机，方可恢复肝胆气机升降之出入，使胆汁正常排泄，断其病之来源。而言疏导，总以宣畅气机为法，或疏肝利胆，或运脾化湿，或升清降浊等，用药需轻灵活泼，不可过于苦寒或辛燥，以免败伤脾胃或者伤及肝血、肝阴而酿生他变，若兼有脾胃虚弱则可需健脾益气，若郁热伤阴则需养肝阴而固本。

1. 肝气郁结证

证候：胁肋胀痛或胀闷，可因情绪因素诱发或加重。舌苔薄白，脉弦。

治法：疏肝解郁。

拟方：四逆散加减。

柴胡 10g	枳壳 10g	白芍 10g	炙甘草 10g
佛手 15g	川芎 10g	合欢花 10g	香附 10g

四逆散为蔡柏教授所善用，柴胡、枳壳配伍，一升一降，符合肝胆气机升降出入之生理；白芍、炙甘草配伍，酸甘化阴以养肝柔肝；但是此方有时在常规剂量下疏肝解郁力度稍显不够，酌

情加佛手、香附、川芎、合欢花等，增强其疏肝解郁之功。

2.湿邪阻络证

证候：胁肋胀痛，食少纳呆，恶心欲呕，大便黏腻不爽。舌淡苔薄白腻，脉细濡。

治法：化湿通络。

拟方：藿朴夏苓汤加减。

藿香 10g	厚朴 15g	法半夏 10g	茯苓 20g
豆蔻 10g	猪苓 10g	郁金 10g	通草 5g
杏仁 10g	薏苡仁 15g	香附 10g	佛手 10g

方用藿香芳香化湿，厚朴、法半夏、豆蔻辛温燥湿，猪苓、通草、茯苓、薏苡仁淡渗利湿，杏仁宣降肺气、开水道以利湿，郁金、香附、佛手行气通络止痛。

3.气滞血瘀证

证候：胁肋处疼痛，痛有定处如针刺，痛处拒按。舌质暗，舌下络脉迂曲，脉弦涩。

治法：行气活血，化瘀通络。

拟方：柴胡疏肝散加减。

柴胡 10g	牡丹皮 10g	枳壳 10g	赤芍 10g
炙甘草 10g	三棱 10g	川芎 10g	莪术 10g
陈皮 10g	香附 10g

胆石症患者病久则可从气分入血分，故部分患者可诉胁肋部痛如针刺且固定，此时若单纯用气分药则显得单薄。再者肝为血脏，而胆腑与肝脏相连，二者可从气分病及血分。若仅用气分药则难达病所，胆石难化，且胆石为已成有形之物，更非气分药所能化开。因此，方用柴胡、枳壳、赤芍、炙甘草取四逆散疏肝气；牡丹皮、三棱、莪术、川芎活血化瘀，通络止痛；陈皮、香附行气。

4．肝阴不足证

证候：胁肋隐痛，或伴口干，偶潮热盗汗，大便干结。舌红少津或有裂纹，苔少或无，脉细或数。

治法：滋阴和络。

拟方：一贯煎加减。

| 沙参 10g | 麦冬 10g | 当归 10g | 生地黄 10g |
| 川楝子 10g | 枸杞子 10g | 香附 10g | 甘草 10g |

胆石之患，初为实证居多，随着病情的进展可出现因实致虚的局面，而肝胆郁热，炼液成石的过程往往伴随着肝阴的耗损，故可出现肝阴不足而血络不通的情况。蔡柏教授针对这种虚实夹杂的情况，一般采用一贯煎加减，酌情加通络活血的药。方用沙参、麦冬、生地黄养阴，川楝子清热通络，当归、枸杞子滋养肝阴，香附行气通络止痛，甘草调和诸药。

5．热结胆腑证

证候：胁肋部疼痛难忍，甚则放射至肩背部，口干口苦，或口臭，心烦，大便秘结。舌红苔黄厚，脉沉弦数有力。

治法：通腑排石，活血化瘀。

拟方：大柴胡汤加减。

柴胡 20g	黄芩 10g	炙甘草 10g	赤芍 15g
枳实 15g	川芎 10g	酒大黄 5g	厚朴 10g
金钱草 15g	鸡内金 10g	郁金 10g

部分胆石症患者体质壮实，平素嗜食肥甘厚腻或辛辣之品，形成胆腑郁热较重，口干口苦或口臭明显，此时一般的化解之术显得势单力薄，需取攻下之法而排石。蔡柏教授一般选用大柴胡汤加减。大柴胡汤本为胆腑郁热较重而兼有阳明之势而用，对于胆石郁结较重尤为合适。方中柴胡、黄芩配伍，疏泄肝胆郁热；酒大黄、厚朴、枳实配伍，通胆腑、泄其热；赤芍、郁金、川芎

活血化瘀，通络止痛；金钱草、鸡内金利胆排石；炙甘草顾护中焦。

本病因临床较为复杂，常常多种情况间杂混合，不能用单一疗法处理，常需两种或三种治法兼顾而治。此与《伤寒论》中合病、并病思路类似，故需根据患者具体情况而选择。

另外需警惕胆石症之急证、变证，若因胆石而诱发西医学之胆囊炎，病情较重者，甚者出现黄疸时，需及时住院治疗，必要时需行外科手术治疗，以免延误病情，引起医疗纠纷。术后中医药可介入，对患者体质进行改善，以杜绝再发结石之患，各取所长而共同为患者服务。

二、治验医案

病案一

李某，男，34岁。2016年3月21日初诊。

主诉：反复右侧胁下疼痛半年。

病史：半年前患者开始出现右侧胁下疼痛，在进食油腻食物及饮酒后加重，平时较少吃早餐，伴口干口苦，睡眠梦多，心烦易怒，胃纳较差，大便烂，疲乏，面色萎黄。查肝胆彩超提示胆结石4mm。舌淡苔薄白，脉弦。

蔡柏教授根据其病史及相关临床信息，考虑为胆石症所致右侧胁下疼痛，其口干口苦、心烦易怒为胆腑郁热，胃纳差而大便烂为脾虚之象，故治疗当清解胆腑郁热的同时兼顾脾胃，拟小柴胡汤加减治疗。

柴胡 15g	黄芩 10g	炙甘草 10g	白术 15g
茯苓 20g	党参 15g	鸡内金 20g	郁金 15g
生姜 4片	红枣 20g	枳壳 15g	金钱草 20g

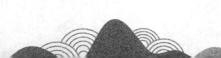

二诊：患者诉服药后诸症改善，右侧胁下疼痛已基本消除，口干口苦明显缓解。再按上方加减治疗，前后共服药40余剂，后复查肝胆彩超未见胆结石。

【按语】方以柴胡、黄芩配伍，疏泄肝胆郁热，白术、茯苓、炙甘草、党参合成四君子汤以健脾；生姜、红枣配伍，调和中焦；枳壳、金钱草、郁金、鸡内金配伍，利胆排石。

病案二

黄某，男，54岁。2015年7月6日初诊。

病史：患者曾患胆结石多年，因恐惧未行手术治疗，常反复发作右上腹部疼痛，伴厌食，肝区刺痛明显，夜间尤甚，晨起口苦，大便不通畅，口臭，面红。舌红苔黄厚腻，脉沉弦。

蔡柏教授认为患者胆石症反复发作，口苦口臭而大便不通畅，已成少阳阳明合病之势，但刺痛明显，已经由气分侵及血分，舌红苔黄厚腻，说明其中焦湿热困阻，可用大柴胡汤加减。

柴胡20g	黄芩10g	法半夏15g	炙甘草10g
酒大黄5g	枳壳20g	赤芍15g	金钱草30g
鸡内金20g	川芎15g	薏苡仁30g	郁金15g
藿香15g（后下）			

二诊：该患者服此方7剂后，症状明显缓解，继续以该方加减治疗1个月。后随访半年未再发腹痛，诸症缓解。

【按语】方中以大柴胡汤为底方疏解少阳及阳明郁热及郁结之气，用酒大黄易生大黄，取其走血分活血通络之义；加川芎、郁金行气活血；薏苡仁渗利湿邪；藿香芳香化湿；金钱草、鸡内金配伍，清热利湿，利胆排石。

三、学生临证发挥

刘某，男，48岁。2018年10月15日初诊。

主诉：右腹痛伴厌食半年余。

病史：半年前患者开始出现右腹部疼痛伴厌食。其从工作开始早餐不规律，现无口干口苦，二便正常，睡眠可，余无明显不适。彩超提示胆结石5mm。舌淡嫩苔薄白，脉沉。

拟方：四逆散合四君子汤加减。

柴胡20g	枳实15g	白芍15g	炙甘草10g
党参20g	白术20g	茯苓30g	生姜4片
红枣20g	鸡内金30g	神曲15g	郁金15g

二诊：服药后腹痛改善，胃纳较前明显缓解。继续以该方加减治疗20余天，患者症状均明显改善，后断断续续治疗两月余。半年后患者体检肝胆彩超未见胆结石。

【按语】本案患者仅仅腹痛及厌食明显，结合舌脉，考虑为肝胆气机郁结兼脾虚所致，故用四逆散合四君子汤加减而取效。结石之患，难以短期将结石排出，需告知患者耐心治疗，较小者有机会排出，若结石较大者则较为困难。

小儿厌食症

一、概述

蔡柏教授不仅擅长内科杂病及疑难病症的治疗，对儿科病症

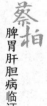

的诊治亦颇有心得和治验，尤其是在儿科脾胃疾病方面的调治有较好的疗效，尤其是对于儿科及脾胃疾病的交叉病种——小儿厌食症的诊治有较好的建树。此仅就小儿厌食症展开阐述，与同道分享。

古时儿科有"痘、麻、惊、疳"四大症，而随着社会及医疗技术的发展，前三者已经得到较好的控制甚至消灭，而"疳"仍然常见，且表现形式更为多样化。本病多与家长不当喂养有关，而从病程和源流上看，不少疳症患儿在发展至疳之前，可见小儿厌食症，可以说，小儿厌食症和疳症两者有一定的联系，甚至部分疳症患儿早期的表现为厌食。厌食为疳之初现，如果能及时将小儿厌食这一环节打破，重建其脾胃运化之功，可大大避免疳症之发生。蔡柏教授在总结此病时指出，见病知源，防微杜渐是中医的优势，而小儿厌食症的治疗则是扼制疳症发生和发展的重要一环。

小儿厌食症多发生在 1～6 岁小儿，临床主要表现为食欲较低，长期厌恶进食，食量减少，多在夏季发病，随着病程的进展，营养吸收不能支持身体生长发育的需求，可进一步出现体重下降、面黄肌瘦、体力降低、营养不良，以及因免疫力下降而反复感冒、发热、咳嗽等，随着病情的加剧，可向疳症发展。

现将蔡柏对本病病因病机的认识及辨治经验阐述如下。

（一）辨明病因，详审病机

医圣张仲景在《伤寒论》序言中曾言："虽未能尽愈诸病，庶可以见病知源。"蔡柏教授尊崇经典，谨记仲圣教诲，临证每每深探诸病之病源，以期标本兼治，达事半功倍之效。

蔡柏教授根据四十余载之临证经验，从社会、经济、营养学、人文家庭及医学等各个角度分析小儿厌食症之病因病机，主要有如下几点。

1. 喂养不当

（1）乳食过度：本来幼儿六月龄后即可开始添加辅食，并逐步戒奶，但是近年来由于各种广告的宣传及"育儿经"的流行，众多家长把奶粉、牛奶奉为上品，担心幼儿"无奶不长"，故奶制品长期在幼儿的食谱中，甚至部分家长把奶制品当成主食，正餐反而成为辅助。因奶制品多带甜味和香味，幼儿长期接触后，对于日常饭菜则索然无味。再者，从中医学角度而言，乳制品性甘寒而带湿腻，长期进食则生痰湿而碍脾运化，脾失健运则饮食不进。

（2）零食为祸：现在幼儿较多为独生子，一个家庭多则为两个孩子，加之经济水平提高，生活日益丰富，父母忙于事业，许多幼儿为爷爷、奶奶照顾，从临床来看，"隔代带养"现象非常常见。爷孙共处的结果往往是宠溺幼儿，常给予巧克力、饼干、糖果等零食，容易造成胃肠食积。而《素问·五脏别论》有言："六腑者，传化物而不藏，故实而不能满也。所以然者，水谷入口，则胃实而肠虚，食下，则肠实而胃虚。"可见胃肠属腑，腑当以降为用，若食积胃肠，则阳明腑气不降，则太阴不升，脾胃升降气机失调，胃失其受纳腐熟之功，脾失健运之化，食难进矣。

（3）水果为患：近年来，"水果养生"理论不断发展，甚至微信、网络、传统媒体不断宣传各种水果养生法。此在成年人中流行尚可理解，但观之临床，根据部分患儿家长反馈，此种现象在"育儿"方面也有推广之势。幼儿虽属纯阳之体，生机蓬勃，但奈何脾胃娇弱，而水果大多是寒凉之品，加之其味多甘甜，大多属于寒湿之品，幼儿进食过多的水果无疑"火上浇水"，把幼儿蓬勃之少阳之火"浇灭"，久则寒湿痰饮内生，脾失健运，不喜饮食。

（4）过于进补："煲汤文化"是广东地区一大饮食习惯，适当的煲汤有利于身体健康。但幼儿脾胃娇嫩，本喜轻柔，若过于进补，加重脾胃负担，久则生痰生湿或者阻滞气机，脾胃升降失常，食纳不运。

（5）喂食过饱：部分家长尤其是爷爷、奶奶喂养患儿，认为当以"食饱"为度，殊不知幼儿喂食当为"七八分饱"即可，"宁可一分饥，不可过饱"。目前幼儿肉食、蛋类、乳食丰富，又因多在城镇生活，活动量少，则胃肠蠕动性较之以前减少，若仍按照老一辈思路喂食，必然造成人为的食积，厌食随之伴生。

2．外邪伤脾

（1）湿邪致病：脾性喜燥恶湿，若湿邪犯脾，则脾失健运，脾不升则胃不降，故湿邪是本病的一个诱因。而湿分外湿、内湿，岭南之地本湿性较重，若幼儿平素照料不当，外出游玩，接触雾露，可招外湿侵袭。内湿则可因进食较甜之饮料、糖水（广东百姓喜糖水，幼儿亦然）等湿性之品，幼儿脾胃娇嫩，运化不及，酿成痰湿，使脾胃呆滞，则食不知味，不思饮食。

（2）寒邪致病：在大多数人的观念中，广东多热，其实不然。广东长年无冬，阳气不能潜藏，虽然幼儿生长旺盛，阳气较旺，但毕竟为"小阳"，亦容易招致寒邪侵犯，伤及脾胃。外寒则多因空调所致。目前，我们的生活条件好，无论家庭、学校、汽车、超市均配置空调，加之幼儿现在户外活动减少，为寒邪侵袭提供了机会。内寒则首当责之"凉茶文化"及"抗生素滥用"。幼儿阳气升发，容易化热，此本为生理，但部分家长认为幼儿"上火"，往往本着其错误的养生观念，常自行配制或购买"凉茶"令其服之，久则寒凉伤脾败胃，脾胃阳气一损，则生机难复，则成《伤寒论》太阴病之"食不下"。再者，现今滥用抗生素，很多家长每逢幼儿发热咳嗽，迷信"消炎"，不经思考则要求医生使用抗生素。抗生素为苦寒败胃之品，滥用则脾胃必败，厌食难免。

3. 先天不足

由于幼儿先天因素，禀赋不足，脾胃较弱，难以运化食物，脾气弱则不思食。此类患儿随着生活条件的改善已经减少，但仍有存在。

4. 情志因素

这与家长照养不当有关。部分幼儿天性好动喜玩，未能按时进食，若父母过于苛责或者恐吓，幼儿本生性升发，禀少阳之性，喜条达，而家长责骂可使幼儿情志不畅，肝木不能伸展条达，犯克脾胃，则不思食而厌食，或食少则止。此类患儿则非单纯药物可获效，需父母配合。

综而观之，厌食之病位在脾胃，涉及肝、胆、肾等多脏腑，病性虚实夹杂。虚则责之脾胃运化不及，五味不知，故不思食或食少，或有先天不足，肾气衰弱，温煦脾胃不及，亦可发病。实则责之外内因素引起寒、湿、痰饮等阻滞脾胃，或情志不遂，肝木犯脾而致。因此，审病知源，首当祛除病因，再则辨脏腑虚实而因证选方遣药，方可万全而取效。蔡柏教授常言：病之复杂，儿科尤甚，厌食欲除，必先问其因，再辨其证，告知父母，三分医，七分养，方可事半功倍。此诚乃真言！医养结合，吾辈楷模。

（二）分型证治

1. 痰湿内阻，脾失健运证

证候：纳呆不思食，食则乏味，甚则数天不欲进食，进食或稍进食量多则腹胀泛恶欲呕、嗳气，口气带酸味，大便似有酸臭味，形体未见明显消瘦或正常。舌淡嫩苔薄白腻，部分患儿舌苔中部及根部可见黄白相间厚腻苔，脉弦细或弦滑，或指纹淡紫。

辨证分析：此阶段往往为小儿厌食症的早期，正气尚足，病情尚轻，主要表现为厌食，形体、精神、活动能力等均未受明显影响，可由食积或过于进食乳制品、零食、水果或生冷等引起，以舌苔腻或中根部厚腻为特征，病位主在脾胃，病性以实为主，若病情迁延，脾胃受损，可出现脾胃气虚或其他变证。

治则：当以运脾化湿为法，兼以消痰导滞。运脾不可过于辛燥以免伤阴，消导不可以过量，以免耗伤脾胃，若痰湿化、食积导，则当中病即止，改健脾益气法收工以绝后患。

拟方：二陈汤加减。

橘红 5 ～ 10g	白术 5 ～ 10g	茯苓 5 ～ 15g
甘草 5g	苍术 5 ～ 10g	党参 5 ～ 15g
山楂 5 ～ 10g	鸡内金 5 ～ 15g	法半夏 5 ～ 15g
陈皮 5 ～ 10g		

方用橘红、陈皮、法半夏燥湿化痰，苍术、白术同用以健脾运脾，茯苓健脾利湿，党参、甘草以健脾益气，绝痰湿再生之路，山楂、鸡内金消食导滞，以防止食积碍脾运化。

若痰湿已有郁热，可加竹茹、连翘降浊化痰，兼清郁热；若伴腹胀，可加枳实、厚朴降气除胀。

2. 肝脾不和证

证候：不食进思，甚至食后欲呕，情绪不稳定，易烦怒，睡眠不安稳，面色青或鼻梁、嘴唇周围可见"青络"，大便时硬时烂。舌淡嫩苔薄白，部分患儿肝旺化热可见舌尖或边稍红，脉弦细，指纹青。

辨证分析：本证初由肝旺或脾弱而起，肝木横克脾土，致使脾失健运，运化不及，则脾气不升，胃失和降。胃不降则可见时欲呕，肝气旺则患儿情绪不稳定，时欲哭闹或烦怒，或好动；夜睡之时肝魂不收，神不宁，则睡不安稳，翻来覆去而不定。考其病由，也有部分受父母管教失当，或恐吓或关爱不足而起，致情志不畅而肝气不达，升发不及，横犯脾土。

治法：当以调和肝脾为法。治疗上尚需细分脏腑虚实而分治。若肝气较旺，可侧重于平肝，但用药宜清灵，不可过于重潜而妨碍其升发之性；若肝气郁结，可侧重于疏肝理气，复其条达之性，取《黄帝内经》"木郁达之"之义。而《金匮要略·脏腑经络先后病脉证》有言："见肝之病，知肝传脾，当先实脾。"因此，无论肝旺或肝郁，均需健运脾胃，以防微杜渐。脾气足则可防肝气犯，食方可复。

拟方：四逆散合四君子汤加减。

柴胡 5 ～ 10g　　　　白芍 5 ～ 10g　　　　炙甘草 5g

枳实 5 ～ 10g　　　　党参 5 ～ 10g　　　　白术 5 ～ 10g

茯苓 5 ～ 15g　　　　佛手 5g

方中四逆散疏肝理脾，调畅气机；四君子汤健脾益气，防止肝气犯脾；加佛手取其芳香之性，既可疏肝又可醒脾，但其性较柔，不伤脾胃。

若脾虚较明显，可加五指毛桃、黄芪 10 ～ 15g，以增强健脾之功；若肝气较旺，可加白蒺藜、钩藤平肝木；若肝气郁结，可加生麦芽 10 ～ 15g 疏肝，又可消食开胃，一举两得；若肝郁化热，可加少量菊花、黄芩，以清肝胆郁热。

3. 脾胃虚弱证

证候：不思饮食，食而不化，甚则大便可见完谷不化或伴酸腐味或便溏，面色少华或萎黄或黄白相间，形体消瘦，疲倦乏力，部分可因脾胃气虚，运化乏力而出现食积，甚则可恶寒或肢体不温，缺乏幼儿"纯阳之体"之特性。舌淡苔薄白，脉缓而无力。

辨证分析：本证可由先天不足或后天失养或受药毒（如抗生素、凉茶）损伤脾胃所致。先天不足者多由禀赋不足，据观察，部分患儿在孕育阶段，由于父母怀孕前体质较差或偏寒，或母体怀孕时进食较多寒凉食物，可引起幼儿先天体质偏虚寒，脾胃虚弱甚至虚寒；或后天喂养不当，进食较多寒凉食物或者生冷之品，伤及脾胃；再者受祸于"凉茶文化"或抗生素而败伤脾胃；更有甚者，此三种情况叠加而损伤脾胃，脾胃虚弱偏寒，运化乏力，而成厌食之症。

治法：健脾益胃。无论是先天不足或后天失养，首先当从脾胃入手，"先天难疗，后天可养"。若体质偏寒，可加辛甘温之品以复脾阳，助其中阳得运；若因里虚而外受寒湿未解者，可加辛温之品透发阳气以散寒湿，取表里同治之义。此为临证之变法。

拟方：陈夏六君子汤加减。

陈皮 5～10g	法半夏 5～10g	党参 5～15g
白术 5～15g	茯苓 5～15g	炙甘草 5～10g
五指毛桃 10～15g	黄芪 10～15g	

方中党参、白术、炙甘草、五指毛桃、黄芪健脾益气，陈皮、法半夏化痰醒脾，茯苓健脾利湿。

4.胃阴虚证

证候：不思饮食，饮食较少，口干唇燥，饮较多，皮肤欠润泽，时口臭，大便干结，小便黄，夜烦躁或睡不安宁，手足心热。舌红少津，苔少或剥苔，脉细无力。

辨证分析：本证患儿可因热病后期或素食辛辣食物伤及阴液而致。现今部分零食为煎炸之品，部分家长因宠溺患儿，进食较多辛温煎炸食物，伤及脾胃阴津，胃喜润恶燥，胃阴损则纳不思，热传肠腑，可见大便干结等。

治法：养阴益胃。若兼有肠腑积热，可稍佐清导肠腑积热之品，但不可过于苦寒，因苦能化燥，反伤阴津，不可不察。

拟方：沙参麦冬汤加减。

北沙参 10g	麦冬 5～15g	玉竹 5～15g
天花粉 5～15g	白扁豆 5～10g	葛根 5～10g

生甘草 5g

方取北沙参、麦冬、玉竹、天花粉益胃养阴，白扁豆、生甘草健脾益气，葛根生津兼升清阳。

若兼大便干结，加连翘、莱菔子、郁李仁，取保和丸之义，清郁热而通腑，绝生热之源；若兼呕逆、口臭，可加法半夏、石膏，并加大麦冬之量，取竹叶石膏汤之义。

（三）小儿摄养调理

在小儿厌食症的治疗中，单纯药物性治疗效果欠佳。幼儿体性娇弱，情志未定，需在日常生活中加以调摄，方可万全，否则若仅依赖药物治疗，忽略家庭护理调养，则病情容易反复。蔡柏教授在对本病的治疗过程中，注意与患儿家属反复沟通，交代小儿摄养调理事宜，主要有以下几点。

1. 控制乳制品摄入

乳食多生痰湿，内湿则碍脾；且部分家长担心孩子挨饿，在幼儿不思食之时诱导其进食奶粉、牛奶等，久则幼儿产生一种"不吃饭也有奶喝"之心理，更加有恃无恐。

2. 禁止进食零食

现今零食多有食品添加剂，且味道各异，幼儿进食则容易使味蕾产生依赖，对于正常饭菜则无进食欲望；再者零食容易造成食积，脾胃运化失职，更不思食。部分零食辛辣刺激，容易化热生痰，伤及胃阴，脾胃升降失调，则不思饮食。

3. 戒生冷之品

对于水果、冰棍、雪糕、冰冻饮料等严格控制。幼儿脾胃娇柔，若进食生冷寒湿之物，容易败伤脾胃，中土不运，饮食难进亦难消。

4. 少喂凉茶，少煲"凉汤"

在大多数广东老百姓的观念中，广东多湿热，夏季多喜煲凉茶或煲凉汤，以期"下火清热"，殊不知夏天人体阳气在外，此时若再服凉茶、凉汤无疑败胃中阳气，幼儿胃阳一败，必难思食。

5. 避免滥用抗生素

现今家长多视幼儿为掌中宝，往往紧张过度，一旦出现感冒、发热、咳嗽，则希望立即病愈，易将希望寄托于抗生素。抗生素为苦寒败胃之物，应用一两次尚可恢复，多则必伤及脾胃。

6. 少吹空调

如今，人们离不开空调。幼儿体阳升发，加之好动，多喜空调，若家长不加管制，则外寒入侵，久则必成寒邪入里之势。

7. 情志诱导

对于幼儿不思饮食，家长不可操之过急，更不可打骂恐吓，以免令幼儿对进餐产生恐惧心理，伤及肝胆。肝胆一伤，则横犯脾土，必加重病情。可采取诱导鼓励法，使幼儿对进食产生愉悦感或不抗拒。

8. 适当运动

城镇幼儿多居家或在托儿所、幼儿园，运动量及活动范围相对小，家长可适当与幼儿进行户外活动，增加活动量，也可促进胃肠蠕动，调畅情志。

9. 选择合适的小儿推拿手法

小儿推拿操作简便，免去服药之繁琐，且疗效可靠安全。

（1）摩腹：家长用手掌或食指、中指、无名指的指面附着于小儿腹部，以腕关节连同前臂反复做环形有节律的移动，每次1～3分钟。摩腹可改善脾胃功能，促进消化吸收。

（2）按揉足三里：先找到足三里穴（小腿前外侧，膝眼下3寸），家长用拇指端按揉，每次1～3分钟。足三里为足阳明胃经合穴，可健运脾胃，具有强壮作用，对于改善患儿厌食症尤其是因脾胃虚弱所致者有一定的疗效。

二、治验医案

病案一

李某，女，3岁。2017年7月10日初诊。

主诉：（家长代诉）不思进食3个月。

病史：缘起患儿贪凉，过食冷饮、雪糕等寒凉之物，加之喜吃水果，渐至不思饮食且挑食，非厚味之物不食，不吃肉，时腹胀腹痛，面色萎黄，便溏。舌淡，苔白腻、根部厚，脉细。

此属贪食生冷，寒湿困阻脾阳，致脾胃运化失常之厌食证。蔡柏教授告知家长戒一切生冷寒凉食物，加强家庭护养，并予二陈汤合理中汤临证加减。

干姜 5g	白术 5g	炙甘草 5g	党参 5g
陈皮 5g	橘红 5g	苍术 5g	茯苓 10g
法半夏 5g	苏子 5g		

7剂。

二诊：家长诉服药后患儿胃纳稍增，腹胀腹痛已除，大便已成形，舌淡，苔薄白微腻，脉细，较前有力。考虑患儿久食生冷寒湿之品，方证已对，但是冰冻三尺，非一日之寒，幼儿体娇嫩，不可操之过急，予上方加减继续治疗。

干姜 5g	白术 5g	炙甘草 5g	党参 5g
陈皮 5g	橘红 5g	苍术 5g	茯苓 10g
法半夏 5g	神曲 5g	麦芽 10g	

7剂。

三诊：家长诉患儿饭量已明显增加，肉菜等各种餐食均主动进食，进食量已基本恢复正常，面色亦较前好转。舌淡苔薄白，脉细。效不更方。

前后治疗月余，患儿痊愈，家长甚喜。

【按语】此患儿缘于寒凉败伤脾胃之阳气，脾阳不运，痰湿阻滞升降之气机，故不思食，食不知味，喜厚味。此当首要祛除病因，故家长配合尤为重要。二陈汤化痰湿恐力度不及，故合理中汤复中土阳气以散寒湿。

病案二

陈某，女，5岁。2015年12月15日初诊。

主诉：（家长代诉）不欲进食伴体重下降半年。

病史：患儿1年前开始喜欢吃零食，家长未加管制，近半年来不欲进食，每每需家长喂食，即使喂食亦进食较少，体重逐渐下降，与同龄孩童相比身高、体重稍低，伴易烦怒，夜卧不安，翻来覆去，大便时干时稀。舌淡嫩尖稍红，脉细稍数。

此为进食零食较多，伤及脾胃，加之家长宠溺，稍有不顺其意则发怒，久则伤及肝胆气机升降，形成肝脾不和之象。而舌尖稍红，伴易烦怒，已有郁久化热之势。蔡柏教授嘱家长戒患儿一切零食并不再追喂患儿，诱导其到餐桌自行进餐。治疗主以调和肝脾兼清郁热，予四逆散合四君子汤临证加减。

柴胡10g	白芍5g	炙甘草5g	枳实5g
党参10g	白术10g	茯苓15g	连翘5g
麦芽10g	竹叶5g	山楂5g	神曲5g

7剂。

二诊：家长诉患儿情绪明显较前平稳，夜睡安定，胃纳明显改善，已可不用家长追喂，可自行进食，饭量增加1倍，舌淡苔薄白，脉细。考虑患儿胃纳已改善，情绪平稳，去连翘、竹叶寒凉之品，防止伤脾胃，加陈皮5g，加强运脾之力，脾之健在运而不在补。

后来患儿因感冒来诊，家长诉服上方后患儿已基本痊愈，后加强家庭调护，谨记蔡柏教授指导，未再予零食等，并加强情志诱导和鼓励，患儿体重及身高均发育较好。

【按语】此患儿缘起零食，食积为其诱因，在治疗上断其零食是第一步，再者调和肝脾外，加山楂、神曲、麦芽、连翘，为取保和丸之义，竹叶清心经浮热以宁心神，神归于心方可听家长之教导，故能取效。

三、学生临证发挥

蔡柏教授治疗小儿厌食症，审证求因，重在祛除病因。其常言病因是首要因素，若治疗过程中不注意与家长沟通，告知注意事项及调护方法，往往事倍功半。所以，治疗小儿厌食症是需要医师和家长双方配合，方可取得较好的疗效。鄙人有幸学习蔡柏教授之临证经验，并验之于临床，取得较好的疗效，于此与同道分享。

患儿李某，女，3岁6个月，因不思食1年就诊。其面色稍黄，鼻梁处可见青络浮起，少气懒言，大便溏，偶可见完谷不化，进食稍多则腹胀，时嗳气，动则出汗较多，容易感冒，且感冒后容易遗留咳嗽。追问病史，缘起患儿自幼体质较差，容易感冒发热，每每发热则至当地诊所输注抗生素；并无进食零食、水果等其他"不良"饮食习惯。舌淡苔白，脉细。

考虑患儿自幼脾胃较弱，加之抗生素苦寒败胃，故主以健脾益气为法，取陈夏六君子汤加减。

| 陈皮 5g | 法半夏 5g | 党参 10g | 白术 10g |
| 茯苓 10g | 炙甘草 5g | 五指毛桃 15g | 干姜 3g |

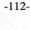

脾胃肝胆病临证经验集

7剂。

二诊：家长诉患儿胃纳改善，进食量由半碗饭增加至一碗饭，其余菜肉亦明显进食增加，腹胀改善，但仍汗多。考虑患儿中气虚而营卫不和，故加桂枝、白芍各5g，取桂枝汤方义，防止其再次受寒感冒。

三诊：患儿面色、胃纳明显改善，鼻梁处青络已明显消退，守方调治1个月痊愈。

后随访得知患儿感冒亦明显减少。

呃　逆

一、概述

呃逆是指胃气上逆动膈，气逆上冲，出于喉间，呃呃连声，声短而频，不能自制的一种病症，俗称打嗝，古称"哕"或者"哕逆"。呃逆可见于健康正常人，也可见于危重症患者。呃逆见于正常人时多为生理现象，一般能自行缓解，若出现持续性呃逆，或间歇性发作，影响工作和生活时，则应当治疗。呃逆见于危重患者则预示胃气衰败，病情恶化，预后较差，需要积极治疗原发疾病。

现将蔡柏教授对本病病因病机的认识和辨治经验阐述如下。

（一）辨明病因，详审病机

《素问·宣明五气》《灵枢·九针论》皆云："胃为气逆为哕。"《灵枢·口问》云："黄帝曰：人之哕者，何气使然？岐伯曰：谷入于胃，胃气上注于肺，今有故寒气与新谷气俱还入于胃，新故相乱，真邪相攻，气并相逆，复出于胃，故为哕。"由此可见，《黄帝内经》认为呃逆的病位在胃，其病机关键为胃气上逆。呃逆的发生多由于饮食不当、情志不和及正气亏虚所致。

1. 饮食不当

一者过食辛热煎炒、醇酒厚味，或过用温补之剂，致燥热内生，腑气不行，胃失和降，胃气上逆动膈，可发为呃逆。二者喜食生冷，或者过服寒凉药物，皆易导致寒气内蕴于胃，胃失和降，胃气上逆。三者是不良的进食习惯，如进食太快或者太饱，损伤脾胃。胃居膈下，肺居膈上，膈居肺胃之间，肺胃均有经脉与膈相连，循手太阴之脉上动于膈，使膈间气机不利，气逆上冲于喉，发生呃逆。

2. 情志不和

肝主疏泄，调畅气机。情志不遂、恼怒则伤肝，肝气不利，横逆犯胃，胃失和降，胃气上逆则动膈；或肝郁克脾，或忧思伤脾，脾失健运，痰浊内生，或素有痰饮内停，复因恼怒气逆，胃气上逆，夹痰动膈，皆可发为呃逆。正如《古今医统大全》所说："凡有忍气郁结积怒之人，并不得行其志者，多有咳逆之证。"

3. 正气亏虚

素体脾胃虚弱，或年老体弱，或大病久病之后正气未复，或吐下太过损伤中气，均能出现脾胃虚弱，胃失和降；或胃阴不足，不得润降，致胃气上逆动膈，而发生呃逆。若病深及肾，肾失摄纳，冲气上乘，夹胃气上逆动膈，也可导致呃逆。正如《证治汇补》所言："伤寒及滞下后，老人、虚人、妇人产后，多有呃症者，皆病深之候也。"

综上所述，蔡柏教授认为呃逆的病位在膈、胃，主要病机为胃气上逆动膈，并与肺、肝、肾有关。简言之，呃逆的病机即为气上冲，或夹水、夹痰之气上冲。

（二）分型证治

蔡柏教授根据对呃逆的中医病因病机分析，认为呃逆的治疗应以降气冲为主，即理气和胃、降逆止呃，并结合几十年临床经验，总结了本病在岭南地区临床常见的 3 种证型。

1.胃火上逆证

证候：呃声洪亮，冲逆而出，口干、口臭，烦渴，喜冷饮，小便短赤，大便秘结。舌红苔黄，脉滑数。

治法：清热和胃，降逆止呃。

拟方：竹叶石膏汤加减。

竹叶 10g　　　石膏 30g（先煎）党参 15g　　麦冬 15g

半夏 15g　　　甘草 5g　　　丁香 10g　　柿蒂 15g

旋覆花 15g（包煎）

此方主药为竹叶和石膏。《神农本草经》中谓石膏"味辛，微寒。主中风寒热，心下逆气惊喘，口干，舌焦，不能息，腹中坚痛，除邪鬼，产乳，金创。生山谷"。说明石膏有降逆气、清热、治疗口干的作用。《神农本草经》谓竹叶"味苦，平。主咳逆上气溢筋急，恶疡，杀小虫。根，作汤，益气止渴，补虚下气。汁，主风痓。实，通神明，轻身益气"。可见竹叶也有降气逆的作用。所以，方中竹叶、石膏清胃火、降逆气。半夏降逆和胃，党参、麦冬、甘草健胃生津，再加丁香、柿蒂、旋覆花降逆止呃。诸药合用，共奏清热生津、益气和胃之功。

2.气滞痰阻证

证候：呃声连连，胸胁胀满，常伴有呼吸不利、头晕胸闷、恶心嗳气、脘闷食少、肠鸣矢气等。舌淡苔白腻，脉弦而滑。

治法：理气化痰，降逆止呃。

拟方：旋覆代赭汤加减。

半夏 15g 甘草 5g 党参 15g 旋覆花 15g（包煎）

大枣 10g 陈皮 5g 竹茹 15g 代赭石 15g（先煎）

生姜 3 片

  方中旋覆花，《神农本草经》言其"味咸，温。主结气，胁下满，惊悸，除水，去五脏间寒热，补中下气"。可见旋覆花具有下气去结的作用，故而有"诸花皆升，旋覆独降"的说法，降即降逆气。《神农本草经》言代赭石"味苦，寒。主治鬼疰，贼风，蛊毒，杀精物恶鬼，腹中毒，邪气，女子赤沃漏下"。由此可以看出代赭石是收敛降胃健胃之品，也有重镇的作用，故亦可以降逆气。方中党参、生姜、甘草、半夏、大枣益气和胃，化痰降逆，再加陈皮、竹茹，即合橘皮竹茹汤。全方共奏降逆化痰、益气和胃之功。

3. 胃寒气逆证

  证候：呃声低沉，有力或者无力，得热则减，遇寒则愈甚，可伴有面色苍白或者面青，手足冰凉，怕冷怕风，口淡或者泛吐清水，大便溏泄。舌淡苔白，脉迟缓或沉细。

  治法：温胃散寒，降逆止呃。

  拟方：理中汤。

人参 15g 白术 15g 甘草 5g 干姜 10g

  方中干姜，《神农本草经》云其"味辛，温。主治胸满，咳逆上气，温中，止血，出汗，逐风湿痹，肠澼下痢。生者尤良。久服去臭气，通神明"。可见干姜具有温胃散寒的作用，同时降逆气，为君药。人参，《神农本草经》云其"味甘，微寒。主补五脏，安精神，定魂魄，止惊悸，除邪气，明目，开心益智。久服轻身延年"。因此，人参补气益脾，为臣药。再加白术健脾燥湿，甘草补土和中，共奏温中祛寒、补气健脾之功。

临床使用时常可配合丁香柿蒂汤使用，寒甚者可加附子以增强温肾祛寒的作用。兼气滞者可加枳壳、厚朴、陈皮等和降胃气，化痰导滞。

除以上 3 种常见证型之外，临床亦可见到其他证型，尤其是伴有严重疾病者，可根据患者具体症状随证治之。正如《金匮要略·呕吐哕下利病脉证治》所云："哕而腹满，视其前后，知何部不利，利之即愈。"临证时需灵活使用。

二、治验医案

病案一

田某，女，44 岁。2016 年 11 月初诊。

主诉：反复打嗝 3 月余。

病史：患者诉近 3 个月来经常打嗝，一般持续 30 分钟～ 1 小时可自行缓解。但昨日晨起与爱人因琐事生气后即开始打嗝，持续至今，只有睡觉时才能暂停，起床不久又开始打嗝，十分苦恼。患者采用喷嚏法、饮水法、憋气法止呃皆无效，故来就诊。现症见呃声连连，嗝声清脆响亮，不伴酸腐臭味，口干，无口苦，汗出正常，脘腹胀满，大便干燥，小便偏黄，纳食尚可，眠可。舌淡苔白腻，脉弦滑。

辅助检查：电子胃镜检查提示慢性浅表性胃炎，碳 13 呼气试验示 Hp 阳性。

辨证：气滞痰阻。

拟方：旋覆代赭汤加减。

党参 10g	法半夏 10g	柿蒂 15g	旋覆花 20g（包煎）
炙甘草 5g	枳实 10g	炒白术 30g	枇杷叶 10g
丁香 10g	炒槟榔 10g	麦冬 15g	煅代赭石 15g(先煎)

6剂，日1剂，煎水400mL分早晚两次饭后服。嘱患者平素注意情志调养。

二诊：患者诉服药当日呃逆频率明显减缓，服用第2剂后呃逆即停止。服药第4天呃逆复发，约持续40分钟停止。后坚持服药，呃逆未再发。患者服药期间大便干燥缓解，但觉排便无力，胃稍胀，余可。舌淡苔白腻，脉弦滑。处方调整如下。

党参20g　　半夏20g　　炙甘草15g　　柿蒂15g

枳实10g　　厚朴40g　　苦杏仁10g　　炒白术30g

旋覆花20g（包煎）

4剂，日1剂，煎水400mL分早晚两次饭后服。

三诊：呃逆未再发作，排便正常，患者欲继续调理，以防复发。上方加藿香10g，陈皮25g，竹茹20g，炒鸡内金15g，焦山楂10g，牡丹皮15g，巩固调理6剂。

【按语】患者呃声连连，嗝声清脆响亮，不伴酸腐臭味，诊断为呃逆。患者既往有胃炎病史，近3个月来经常打嗝，本次因生气诱发，且伴有口干、脘腹胀满、大便干燥、小便偏黄、舌淡苔白腻、脉弦滑等，为气滞痰阻之证。患者因恼怒伤肝，肝气上乘肺胃，胃气上冲而为呃逆；且素体痰盛，痰阻气机，则见脘腹胀满；痰湿阻滞，津液不布，则见口干；肝郁化火则见大便干燥，小便偏黄；舌淡苔白腻亦为痰湿内停之证；患者脉弦滑，弦滑脉主肝郁，亦主痰饮。因此，方选旋覆代赭汤加减。

病案二

陈某，男，18岁。2017年1月初诊。

主诉：打嗝2天。

病史：患者为大一学生，平素喜食辛辣刺激食物，经常通宵熬夜玩游戏，适逢准备期末考试，压力较大，经常熬夜复习。两天前无明显诱因出现呃逆，呃声洪亮，常持续30～60分钟自行

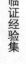

停止，但过几个小时后又反复发作，上课时经常引起哄堂大笑，甚是尴尬，亦不能专心复习考试，故来就诊。现症见呃声响亮，候诊时室内皆可听见，口干，欲饮凉水，口苦，自觉口臭，心烦，无反酸烧心，无恶心欲吐，大便正常，小便色黄，纳眠可。舌红苔黄，脉细数。

辅助检查：无。

辨证：胃火上逆。

拟方：竹叶石膏汤加味。

石膏30g（先煎）	麦冬20g	党参15g	半夏15g
淡竹叶10g	茯苓20g	薏苡仁30g	焦山楂15g
旋覆花15g（包煎）	柿蒂15g	厚朴10g	竹茹10g

6剂，日1剂，煎水400mL分早晚两次饭后服。嘱患者平素忌食辛辣。

二诊：诉服药1剂呃逆即止。服药期间呃逆未再发。告知不用再服药，平素要注意饮食清淡，规律饮食，规律作息，避免熬夜。患者怕呃逆再发，要求再开5剂中药巩固治疗。处方如下。

麦冬20g	党参15g	茯苓20g	石膏30g（先煎）
淡竹叶10	生地黄10g	石斛15g	北沙参15g
姜水半夏15g	玉竹15g	茵陈蒿15g	甘草5g
黄芩10g	旋覆花30g（包煎）		

6剂，日1剂，煎水400mL分早晚两次饭后服。

【按语】患者呃声响亮，无其他病史，诊断为呃逆。患者平素喜食辛辣刺激食物，经常通宵熬夜玩游戏，导致胃肠积热，津液耗伤，胃火上冲而为呃逆。患者口干，欲饮凉水，口苦，自觉口臭，心烦，小便色黄，舌红苔黄，脉细数，为胃热津伤，胃火上逆之表现；热扰心神，故而心烦；热移小肠，故而小便色黄。因此，方选竹叶石膏汤加减。

三、学生临证发挥

蔡柏教授治疗呃逆经验丰富，其临床经验信手拈来，无不应验。学生在临证之时时刻谨记恩师教诲，亦常常取效甚捷。临证之余，亦常常思考。呃逆乃膈肌痉挛为病，《伤寒论》芍药甘草汤条文"夜半阳气还，两足当热，胫尚微拘急，重与芍药甘草汤，尔乃胫伸"。根据此条文，后世常用芍药甘草汤治疗痉挛类疾病，如腿脚抽筋、腹部拘急疼痛等。那么，既然呃逆为膈肌痉挛，芍药甘草汤亦可缓解之。方中白芍和甘草都是缓急的药物，白芍缓急止痛并且养血柔肝，甘草缓急止痛并且益气，二药合用，既可缓解呃逆之急迫气逆，又益气养阴，调和脾胃，标本兼治。此方验之临床，亦常效。

病案

叶某，女，54 岁。2018 年 1 月初诊。

主诉：打嗝半天。

病史：患者诉今日早餐食用糯米制品后即觉胃部胀满不适，气短，无恶心欲吐，自行按摩稍缓解。10 点左右突然出现呃逆，每次呃逆之时牵连胃脘部，导致胃脘部牵扯痛，甚是痛苦，故来就诊。现症见呃声沉缓低沉，伴有嗳气，腹胀，呃逆时牵拉胃脘部疼痛，每次呃逆均以手抚按胃脘部，无口干，无口苦，无头晕心悸，大便溏，小便正常，纳差，眠可。舌淡、胖大有齿痕，苔微黄腻，脉沉滑。

辅助检查：无。

辨证：气滞痰阻。

拟方：橘皮竹茹汤合芍药甘草汤加减。

党参 15g　　　陈皮 30g　　　枳实 15g　　　生姜 3 片

竹茹 15g   法半夏 20g   炙甘草 10g   苍术 10g

茯苓 15g   大枣 4 枚   白芍 15g

3 剂，日 1 剂，煎水 400mL 分早晚两次饭后服。

二诊：患者诉服药当日呃逆即停止，服 3 剂后胃胀缓解，疼痛减轻。现仍觉胃胀，胃脘部隐痛，大便稀溏，舌脉同前。原方增茯苓为 30g、苍术为 15g，续服 5 剂。

随访呃逆未再复发，胃胀胃痛缓解。嘱患者注意饮食，忌食不易消化食物，平素可以按摩足三里穴保健。

呕　　吐

一、概述

有物有声谓之呕，有物无声谓之吐，无物有声谓之干呕，临床呕吐常多兼见，难以截然分开，故统称为"呕吐"。呕吐是指胃失和降，气逆于上，迫使胃内容物从口而出的病症。呕吐可以单独出现，亦可伴见于多种急慢性疾病中。西医学的急慢性胃炎、幽门梗阻、食源性呕吐、神经性呕吐、十二指肠淤积症等可参考本病辨证论治。另如肠梗阻、急性胰腺炎、急性胆囊炎、尿毒症、颅脑疾病、代谢紊乱及一些急性传染病早期，当以呕吐为主要表现时，亦可参考本病辨证论治，同时结合辨病处理。

现将蔡柏教授对本病病因病机的认识及辨治经验阐述如下。

（一）辨明病因，详审病机

蔡柏教授认为，呕吐的基本病机为胃失和降，胃气上逆。胃居中焦，主受纳和腐熟水谷，其气下行，以和降为顺。邪气犯胃或胃虚失和，气逆于上，则出现呕吐。正如《圣济总录》所说："呕吐者，胃气上而不下也。"

1. 感受外邪

风、寒、暑、湿、秽浊之邪侵犯胃腑，胃失和降，水谷随逆气上出，均可发生呕吐。但由于季节不同，感受的病邪亦不同。如冬春易感风寒，夏秋易感暑湿秽浊。因寒邪最易损耗中阳中气，凝敛气机，扰动胃腑，故寒邪致病者居多。

2. 饮食不节

饮食无制，饱餐过量，暴饮暴食，偏嗜酒辣，过食生冷油腻，可导致食滞不化，物盛满而上溢；或进食馊腐，或误食异物、毒物等，致消浊混杂，胃失通降，上逆为呕吐；或饮食不洁，脾胃受伤，水谷不归正化，变生痰饮，停积胃中，饮邪上逆，则发生呕吐。

3. 情志失调

情志抑郁，忧思恼怒，肝失条达，横逆犯胃，或气郁化火，气机上逆而致呕吐。《景岳全书》云："气逆作呕者，多因郁怒，致动肝气，胃受肝邪，所以作呕。"忧思伤脾，脾失健运，食停难化，胃失和降，亦可发生呕吐。

4. 脾胃虚弱

先天禀赋薄弱，脾胃素虚，或病后损伤脾胃，中阳不振，纳运失常，胃气不降则呕吐；或胃阴不足，胃失润降，不能承受水谷，亦可发生呕吐。

综上所述，呕吐的病变脏腑在胃，与肝、脾关系密切。胃为仓廪之官，主受纳水谷，以和降为顺，若邪气侵扰，胃虚不降，则上逆为吐，故其病位在胃。脾主运化，以升为健，与胃互为表里，若脾阳素虚，或饮食所伤，则脾失健运，饮食难化，或水谷不归正化，聚湿为痰为饮，停蓄于胃，胃失和降而为吐。肝主疏泄，有调节脾胃升降的功能，若情志所伤，肝气郁结，或气郁化火，横逆犯胃，胃气上逆，亦可致吐。

呕吐的病理性质有虚实之分。有邪者属实，无邪者属虚，虚实可互为转化与兼夹。因外邪、饮食、痰饮、肝气等伤胃，胃之和降失司而致呕吐者，属实；脾胃虚寒，或胃阴不足而无力司其润降之职致呕吐者，属虚。实与虚可以相互转化。如实证呕吐剧烈，津气耗伤，或呕吐不止，饮食水谷不能化生精微，每易转为虚证。虚证呕吐复因饮食、外感时邪犯胃，可呈急性发作，表现为标实之证。

（二）分型证治

蔡柏教授认为呕吐以和胃降逆止呕为基本治法，但尚需结合标本虚实进行辨治。实者重在祛邪，分别施以解表、消食、化痰、理气之法，以求邪去胃安呕止之效。虚者重在扶正，分别以益气、温阳、养阴之法，以求正复胃和呕止之功。如属虚实夹杂者，应适当兼顾治之。详述如下。

1．外邪犯胃证

证候：发病急骤，突然呕吐，胸脘满闷，伴有恶寒发热、头身疼痛。苔白腻，脉濡。

治法：解表疏邪，和胃降逆。

拟方：藿香正气散。

藿香 15g	茯苓 15g	大腹皮 10g	紫苏叶 10g
白芷 10g	陈皮 5g	桔梗 10g	白术 15g
厚朴 15g	半夏 15g	甘草 5g	

方中主药藿香，能强化胃之活动，调整胃气，理气和中，辟恶止呕；紫苏叶、白芷、桔梗散寒利膈，以发表邪；厚朴、大腹

皮行水消满，陈皮、半夏散逆除痰；茯苓、白术、甘草益脾祛湿，以补正气，正气通畅，邪逆自除。

病轻者，可用成药藿香正气丸吞服；若夹有宿食积滞，脘胀嗳腐显著者，加神曲、鸡内金、莱菔子以消导积滞；兼气机阻滞，脘闷腹胀者，可酌加木香、枳壳行气消胀；表邪甚，恶寒肢楚者，加荆芥、防风、羌活以加强解表散邪之力；若值夏令，感受暑湿，而有身热心烦者，去紫苏叶，加黄连、香薷、荷叶清暑化湿；若秽浊犯胃，胸脘痞闷，舌苔白腻者，可加服玉枢丹辟秽泄浊止呕。

2. 饮食停滞证

证候：呕吐酸腐量多，或吐出带有未消化的食物，嗳气厌食，脘腹胀满，得食愈甚，吐后反快，大便秘结或溏泄，气味臭秽。舌苔厚腻，脉滑实。

治法：消食化滞，和胃降逆。

拟方：保和丸。

| 山楂 15g | 神曲 10g | 法半夏 10g | 茯苓 15g |
| 陈皮 5g | 连翘 5g | 莱菔子 6g | |

方中山楂为主药，以消一切饮食积滞；辅以神曲消食健脾，莱菔子消食下气；佐以法半夏、陈皮行气化滞，和胃止呕；茯苓健脾利湿和中；食积易化热，故佐连翘清热而散结。

若积滞较甚，腹胀便秘，可用小承气汤通腑泄热，使气下行，则呕吐自止。

3. 痰饮内阻证

证候：呕吐清水痰涎，或胃部如囊裹水，脘痞满闷，纳谷不佳，头眩，心悸。舌苔白滑而腻，脉沉弦滑。

治法：温化痰饮，和胃降逆。

拟方：小半夏汤。

法半夏 15g　　生姜 15g

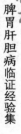

方中法半夏辛温，燥湿化痰涤饮，又降逆和中止呕，是为君药。生姜辛温，为"呕家之圣药"，降逆止呕，又温胃散饮，且制法半夏之毒，是臣药又兼佐药之用。二药相配，使痰去饮化，逆降胃和而呕吐自止。本方为治疗痰饮呕吐的基础方，临床应用以呕吐不渴、苔白滑为辨证要点。

水饮重者可加茯苓，即小半夏加茯苓汤。

4. 脾胃虚寒证

证候：饮食稍不慎即欲呕吐，时发时止，食入难化，胸脘痞闷，不思饮食，面色㿠白，倦怠乏力，四肢不温，口干不欲饮，大便溏薄。舌质淡苔薄白，脉濡弱。

治法：温中健脾，和胃降逆。

拟方：理中丸。

党参 15g　　　白术 15g　　　干姜 10g　　　甘草 10g

方中干姜温中焦脾胃，助阳祛寒，为君药；党参益气健脾，为臣药；白术健脾燥湿，为佐药；甘草益气和中，缓急止痛，调和诸药。四药合用，温中焦之阳气，祛中焦之寒邪，健中焦之运化，吐泻冷痛诸症悉可解除。

胃虚气逆，呕恶频繁，嗳气频作，中脘痞硬者，酌加代赭石、旋覆花、枳壳等，以镇逆和胃；阳虚水饮内停，呕吐清水，胃脘冷胀，四肢清冷者，宜加附子、川椒、桂枝等，以温中化饮，降逆止呕。

5. 肝气犯胃证

证候：呕吐吞酸，或干呕泛恶，脘胁胀痛，烦闷不舒，嗳气频频，每遇情志失调而发作或加重。舌边红，苔薄腻或微黄，脉弦。

治法：疏肝和胃，降逆止呕。

拟方：小柴胡汤。

柴胡　半夏　人参　甘草　黄芩　生姜　大枣

方中柴胡透解邪热，疏达经气；黄芩清泄邪热；半夏和胃降逆；人参、甘草扶助正气，抵抗病邪；生姜止呕；大枣和胃气、生津。使用此方后，可使邪气得解，呕吐得止，少阳得和，上焦得通，津液得下，胃气得和。

二、治验医案

病案一

吴某，女，5岁。2018年9月初诊。

主诉：呕吐1天。

病史：患儿昨日洗澡后因家中空调较凉，未及时穿衣而受凉，出现发热，呕吐胃内容物3次，不欲食，精神萎靡，不爱玩耍，二便正常。舌质红苔白腻，脉滑数。

辅助检查：无。

辨证：邪犯少阳。

拟方：小柴胡汤加减。

柴胡6g　　　　黄芩5g　　　　半夏5g　　　　党参5g
甘草3g　　　　生姜3片　　　　红枣2枚　　　　茯苓5g
建曲5g　　　　鸡内金5g

3剂，日1剂，煎水300mL分早晚两次饭后服。

后家属反馈，服药后诸症缓解。

【按语】患者有受凉病史，感受外邪。小儿病理特点为"发病容易，传变迅速"，故感邪容易快速传入少阳，而有呕吐、口苦，"不欲饮食，精神萎靡"即是"默默不欲食"；邪气入里，郁而化热，故舌质红，脉滑数；患者苔白腻为胃有停饮。方选小柴胡汤加减。小柴胡汤即包含了小半夏汤，再加茯苓祛饮，即暗合小半

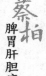

夏加茯苓汤；小儿起病容易夹食、夹惊、夹痰，患儿不欲食，故而加建曲、鸡内金健胃消食。小儿"脏气清灵，易趋康复"，故只要方药对症，即可药到病除。

病案二

陈某，男，38岁。2018年7月初诊。

主诉：呕吐1小时。

病史：患者为快递员，今日天气较热，快递较多，至下午两点才有时间在路边吃了一碗凉面，食后继续送快递。至下午4点左右，开始觉得恶心欲吐，头晕，自认为是中暑，在附近阴凉处休息10余分钟后稍缓解，后继续送快递，刚开车不久即恶心，呕吐胃内容物，乏力，遂来就诊。现症见恶心欲吐，乏力，无口干口苦，汗出，无发热，稍怕冷，胃脘胀满，嗳气，头痛，无腹泻。舌淡苔白腻，脉濡。

辅助检查：无。

辨证：暑邪犯胃。

拟方：藿香正气散加减。

藿香15g	茯苓20g	大腹皮10g	紫苏叶10g
白芷15g	陈皮10g	桔梗10g	白术15g
厚朴15g	法半夏15g	甘草10g	旋覆花15（包煎）
生姜3片	大枣4枚	代赭石15g（先煎）	

2剂，日1剂，煎水400mL分早晚两次饭后服。

嘱患者先服2剂，注意休息，饮食清淡，如2剂后病愈则不用复诊，如不愈则复诊。后患者未再复诊。

【按语】患者得病，正值夏日，暑湿为患，且患者长期在户外工作，感受暑湿之邪，加之食用凉面，寒凉伤胃，暑湿秽浊之邪夹杂而入，动扰胃腑，故出现恶心欲吐；浊气上逆，因而头晕；暑性升散，易伤津耗气，故头痛、乏力；暑多夹湿，湿停胃脘，阻碍气机，故而胃脘胀满、嗳气；舌淡苔白腻，脉濡亦为暑湿之证。方中藿香辛散风寒，芳化湿浊，和胃悦脾。辅以法半夏燥湿降气，和胃止呕；厚朴行气化湿，宽胸除满；紫苏叶、白芷助藿香外散风寒，兼可芳香化湿；陈皮理气燥湿，并能和中；茯苓、白术健脾运湿；大腹皮行气利湿；桔梗宣肺利膈；生姜、大枣调和脾胃，共为佐药。患者胃脘胀满、嗳气，加旋覆花、代赭石降逆气、止呕吐；甘草调和诸药。

三、学生临证发挥

陈某，女，25岁。2018年10月初诊。

主诉：反复呕吐半年。

病史：患者近半年来频繁呕吐，伴恶心、不欲饮食，全身乏力。曾在我院住院治疗，行胃镜检查提示慢性浅表性胃炎，经中西医结合治疗，未见明显好转。现症见精神萎靡，面色无华，自觉胃热胃胀，不欲进食，强食则吐，尿频，量多，夜尿5～6次，右胁痛，口干，口苦，稍反酸，恶心，头晕，乏力，怕冷怕风，眠差，大便偏稀、不成形。舌淡苔白腻，脉沉细。

辅助检查：电子胃镜提示慢性浅表性胃炎。

辨证：脾胃气虚。

拟方：小柴胡汤合半夏泻心汤加减。

柴胡30g	黄芩20g	半夏15g	党参15g
炙甘草20g	生姜5g	大枣10g	黄连5g
干姜5g	海螵蛸15g	煅龙骨30g（先煎）	
煅牡蛎30g（先煎）			

3剂，日1剂，煎水400mL分早晚两次饭后服。

二诊：诉服上药后尿频痊愈，胃部症状好转，因较忙故未复

脾胃肝胆病临证经验集
蔡柏

诊。近期因压力较大，病情复发，症见纳差，不欲食，食后呕吐，呕吐较之前频繁，且有时朝食暮吐，自觉憋气，尿频，大便时干时稀，胃闷胀，口干欲饮，舌暗苔薄白，脉沉数。前方加减续服3剂。

便　　秘

一、概述

便秘是指大肠传导功能失常，导致大便秘结，排便周期延长，次数减少；或周期不长，但粪质干结，排便艰难；或粪质不硬，虽有便意，但便出不畅的病症。中医学对便秘有"阴结""阳结""脾约""大便难""肠结"等别称。西医学的功能性便秘是指缺乏器质性病因，没有结构异常或代谢障碍疾病引起的便秘。目前大多根据结肠动力学特点而分为慢传输型便秘、功能性出口梗阻型便秘和混合型便秘，常有粪便坚硬、排便困难、便不尽感和便次减少等表现。便秘是临床常见症状，不仅影响人们的生活质量，长期便秘还易导致肛肠疾病，诱发心脑血管疾病等，危害人体健康。

现将蔡柏教授对本病病因病机的认识及辨治经验阐述如下。

（一）辨明病因，详审病机

1. 胃肠积热

素体阳盛之人，或喜食辛辣厚味，或嗜酒，或感受外在热邪，皆可导致肠胃积热，津液耗伤，以致肠道干涩燥结，形成热结。

《景岳全书》云："阳结证，必因邪火有余，以致津液干燥。"

2. 湿热内阻

痰湿或湿热体质之人，或外感湿邪，湿气困脾，或肝气乘脾，脾失健运，湿气阻滞，传导失职，形成便秘。

3. 气机郁滞

气郁质之人，或平素忧思过度，情志不畅，或久坐少动，或饮食不节伤及肠胃，或肺失肃降，腑气不通，均可导致大肠气机郁滞，传导失职，糟粕内停而成气秘。《金匮翼》云："气秘者，气内滞，而物不行也。"

4. 阴寒凝滞

素体阳虚之人，或恣食生冷寒凉，或久居阴寒之所，伐伤阳气，导致脾肾阳气虚弱，温煦无权，不能蒸化津液，阴寒内结，糟粕不行，凝结肠道而成冷秘。《金匮翼》云："冷秘者，寒冷之气，横于肠胃，凝阴固结，阳气不行，津液不通。"

5. 气血津液亏损

素体阴虚或气血虚弱之人，或劳役过度出汗过多，或房室劳倦损伤气血阴津，气虚则大肠传导无力，阴虚血亏则肠道干涩，导致大便干结难下。

综上所述，便秘不外虚实两个方面。实者，胃肠积热者发为热秘，湿热内阻者发为湿秘，气机郁滞者发为气秘，阴寒积滞者发为冷秘；虚者，气血阴阳不足者皆可发为虚秘。便秘的病位主要在大肠，病机为大肠传导功能失常，与肺、脾胃、肝、肾关系密切。肺与大肠相表里，肺燥肺热则移热于大肠，导致大肠传导失职而形成便秘；脾主运化，脾虚运化失常，湿气阻滞，糟粕内停而致便秘；胃热过盛，津液耗伤，则肠失濡润而致大便干燥；肝气郁结，气机壅滞，或气郁化火伤津，则腑失通利；肾主水、司二便，肾精亏耗则肠道干涩，肾阳不足，命门火衰则阴寒凝结，传导失常，亦成便秘。可见，便秘虽属大肠传导失职，但与其他脏腑之功能亦密切相关。

（二）分型证治

蔡柏教授立足于多年的临床实践，结合中医古今文献研究，将临床常见便秘分为热秘、气秘、湿秘、冷秘、气虚秘、血虚秘、阴虚秘、阳虚秘，其中前四种为实秘，后四种为虚秘。

1．热秘

证候：大便燥结，腹中胀满，口干口臭，可兼见面红身热、心烦不安、多汗、欲冷饮、小便短赤。舌红苔黄，脉滑数。

治法：泄热导滞，润肠通便。

拟方：麻子仁丸。

火麻仁 15g	白芍 15g	枳实 15g	大黄 5g（后下）
厚朴 15g	杏仁 15g		

麻子仁丸方用火麻仁润肠通便，大黄通便泄热，杏仁降气润肠，白芍养阴和里，枳实、厚朴下气破结。

大便干结者可加芒硝软坚通便；舌质红苔干，便结不通，可用增液汤增水行舟；兼面红身热，心烦不安者加龙胆草、栀子清肝泻火；便后出血者加地榆、槐花清热止血，或合用赤豆当归散。若少阳证明显也可以选用大柴胡汤加减。若热结较重可据证选用大承气汤、小承气汤、调胃承气汤等。

2．气秘

证候：大便干结，欲便不出，腹中胀满，兼见胸胁满闷，嗳气呃逆，食欲不振，肠鸣矢气，便后不畅。舌苔薄白或薄黄或腻，脉弦。

治法：顺气导滞，降逆通便。

拟方：六磨汤。

槟榔 15g　　沉香 5g（后下）　　木香 5g（后下）

乌药 10g　　枳壳 10g　　　　大黄 5g（后下）

方中木香、乌药行气，沉香降气，三药气味辛通，能入肝脾以解郁调气；大黄、槟榔、枳壳破气行滞，共奏通下导滞之功。大便干结者可加火麻仁、郁李仁润肠通便；腹痛者加厚朴、莱菔子理气止痛；气郁化火者加栀子、龙胆草清肝泻火；七情郁结，郁郁寡欢者加柴胡、白芍、合欢皮疏肝解郁；肺气不降者可用苏子降气汤加火麻仁降气通便。

3．湿秘

证候：少腹硬满，大便不通，或大便黏腻，难以排尽，腹胀，兼见头身困重、胸脘痞闷、食欲不振、咳嗽痰浊。苔白腻或黄腻，脉濡或滑。

治法：宣通气机，清化湿浊。

拟方：宣清导浊汤。

猪苓 15g　　茯苓 15g　　寒水石 15g　　皂荚子 10g

晚蚕沙 5g（包煎）

方中猪苓能升、能降，苦能泄滞，淡能渗湿，合甘少淡多之茯苓，以渗湿利气；寒水石性寒，宣肺清热，开气化之源；晚蚕沙、皂荚子化浊祛湿。诸药合用，郁结之湿邪得解，大便得通。

4．冷秘

证候：大便艰涩，腹痛拘急，胀满拒按，胁下偏痛，手足不温，呃逆呕吐，口淡不渴。舌质淡，苔白，脉沉弦有力。

治法：祛寒通便。

主方：温脾汤。

干姜 10g　　党参 15g　　甘草 5g　　　大黄 6g（后下）

附子 10g（先煎）

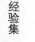

附子辛热温壮脾阳以散寒凝，大黄泻下通便以荡积滞，二药

配伍，温下冷积；干姜辛热，温中祛寒；党参甘温，补脾益气，合甘草防大黄泻下伤中。

寒凝气滞，腹中胀痛，可加厚朴、木香行气止痛；脾肾虚寒，腹中冷痛，可加肉桂温中止痛；积滞不化，苔白厚腻，加厚朴、莱菔子化积下滞。

5. 气虚秘

证候：虽有便意，但便出不畅，临厕努挣，难以排出，兼见便后乏力、汗出气短、面白神疲、肢倦懒言。舌淡胖或有齿痕，苔薄白，脉细弱。

治法：健脾通便。

主方：蔡氏健脾通便汤（自拟方）。

枳实 15g	生白术 45g	党参 20g	厚朴 10g
白芍 10g	火麻仁 15g	柏子仁 10g	黄芪 30g
杏仁 15g	升麻 5g	炙甘草 5g	

蔡氏健脾通便汤是蔡柏教授在长期临床实践中总结创制的。蔡柏教授立足于多年的临床实践并结合中医古今文献研究，驭简于繁，提出脾气亏虚是导致慢性功能性便秘的根本原因。蔡柏教授认为，脾为中焦之官，运化水谷精微以灌溉脏腑，气血津液皆出于脾。脾气亏虚，则气血津液皆生化失常，气虚无以行滞，则肠道传导无力；津液亏损则无以润泽肠道，譬如枯水行舟，道途艰难；且脾胃为五脏六腑之中枢，脾升胃降，宛如轮轴，带动肝升肺降，调畅全身气机循环，四者关系息息相关；脾虚升举清阳无力，则胃通降浊阴不利，糟粕壅滞大肠而成便秘。在此理论基础上，蔡柏教授积极倡导"健脾治秘"，故创制此方。此方以枳术丸为方底，配合党参、黄芪、厚朴、白芍、火麻仁、柏子仁、杏仁、升麻、炙甘草，共 11 味药组合而成。其中生白术、枳实共为君药，生白术为脾之正药，能大补脾胃元气；枳实能破结实，消

胀满，行气导滞通便，二药配伍，一补一泻，相互制约为用，且方中生白术用量为枳实三倍，寓消于补则补而不滞。党参益气生津；黄芪《神农本草经》曰其"补虚"，《名医别录》曰其"补丈夫虚损，利阴气"，二药能助白术补养脾胃，益气生津；火麻仁、柏子仁甘平滑利，能滋阴化燥润肠；厚朴行气通滞，疗腹胀，三药助枳实行气导滞，润肠通便；白芍能疏肝木以疗腹痛，兼以养血滋阴。佐以升麻升提脾气而通降胃气；杏仁降肺气而润肠通便，二药一升一降，调畅一身气机，使气行而便通。炙甘草为使，调和诸药。全方共奏健脾益气、润肠通便之功效。

6. 血虚秘

证候：大便干结，努挣难下，面色苍白，兼见头晕目眩、心悸气短、失眠健忘。舌质淡，苔白，脉细。

治法：养血润燥，滋阴通便。

拟方：润肠丸加减。

当归 10g　　　生地黄 15g　　　火麻仁 15g　　　桃仁 10g

枳壳 10g

方中当归、生地黄补血养阴；火麻仁、桃仁润肠通便；枳壳破气下行。

腹胀脘痞明显者，加厚朴以增强行气之功；若血虚有热，兼见口干心烦，舌质红，苔少，脉细数，加何首乌、玉竹、知母等以清热生津养阴；若津液已复，而大便仍干结如球者，可用五仁丸润肠通便。

7. 阴虚秘

证候：大便干结，努挣难下，兼见口干心烦、潮热盗汗、头晕耳鸣、腰膝酸软。舌红少苔，脉细数。

治法：滋阴通便。

拟方：增液汤。

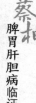

玄参 15g　　　麦冬 15g　　　生地黄 15g

玄参、麦冬、生地黄重用，清热养阴，生津润肠。

面红口干，心烦盗汗者，可加芍药、玉竹增强养阴之功；便如羊屎者，加火麻仁、柏子仁、瓜蒌仁润肠。

8.阳虚秘

证候：大便艰涩，排出无力，兼见面色㿠白、四肢不温、喜热怕冷、小便清长，或腹中冷痛、得热则减，或腰膝酸冷。舌淡苔白，脉沉迟。

治法：温阳通便。

拟方：济川煎。

当归 10g　　　牛膝 15g　　　肉苁蓉 15g　　　泽泻 15g

升麻 5g　　　枳壳 10g

肉苁蓉温补肾阳，并能润肠以通便；当归辛甘而润，养血和血又能润肠；牛膝强腰肾，善于下行；泽泻性降而润，配合牛膝引药下行；枳壳宽肠下气，升麻轻宣升阳，与当归、肉苁蓉相配，能升清降浊。

二、治验医案

1.气虚便秘案

梁某，女，56岁。2017年10月初诊。

主诉：排便困难3年余。

病史：患者诉3年多来大便困难，腹胀，每次大便约需40分钟，站起来有便意，但是蹲下虽努挣亦无大便排出，大便常先干后稀，3～5日1次，有时为快速大便会使用开塞露，曾服用调节肠道菌群类西药，效果不明显，听从家人劝告，欲服中药调理。现症见大便困难，大便先干后稀，排便无力，排便时间长，腹胀，无肠鸣，无口干口苦，纳差，气短，乏力，睡眠较浅，小便可，汗出正常。舌淡苔白腻，脉沉无力。

辅助检查：无。

辨证：气虚秘。

拟方：蔡氏健脾通便汤加减。

枳实 15g	白术 40g	厚朴 10g	柏子仁 15g
火麻仁 30g	黄芪 30g	杏仁 15g	炙甘草 5g
郁李仁 15g	槟榔 10g	升麻 5g	首乌藤 30g
党参 20g	厚朴 10g		

5 剂，日 1 剂，煎水 400mL 分早晚两次饭后服。

二诊：腹胀明显缓解，大便不干，但仍排便无力，所需时间较长，气短，乏力，余同前。舌淡苔白腻，脉沉无力。前方黄芪加至 50g，续服 5 剂。嘱其多食蔬菜，排便前可顺时针摩腹。

三诊：排便时间明显缩短，约 20 分钟即可，2 日 1 次，无腹胀，气短、乏力亦好转，睡眠好转。前方黄芪恢复至 30g，去首乌藤，续服 7 剂。

其后患者坚持此方加减调理 3 月余，大便正常，1 日 1 次，每次排便时间 5 ～ 10 分钟。

【按语】患者大便困难，大便先干后稀，排便无力，排便时间长，腹胀，纳差，气短，乏力，为脾气亏虚之表现。一者脾气亏虚，气血津液生化失常，故而大便先干后稀；二者脾气亏虚，气虚无以行滞，肠道传导无力，故而排便无力，排便时间延长；糟粕壅滞大肠，大肠气机不利，故而腹胀；脾气亏虚，中气不足，故而气短、乏力；脾虚不能运化，故而纳差。因此，治宜健脾益气，润肠通便，方选蔡氏健脾通便汤加减治疗，效果显著。

2. 热秘案

马某，女，25 岁。2018 年 11 月初诊。

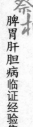

主诉：大便困难 1 年。

病史：患者为年轻女性，长期便秘，为减肥及通便曾长期使用通便泻下类产品，后意识到其危害而停用。近 1 年来大便干燥难排，现腹胀，已 3 日未排便但无便意，口干、口苦，心烦，疲劳，纳差，双侧胁下微胀，眠差易醒，醒后不易入睡。舌淡苔薄白，脉细弦。

辅助检查：无。

辨证：热秘。

拟方：大柴胡汤加减。

柴胡 30g	黄芩 20g	白芍 15g	生大黄 5g（后下）
半夏 15g	枳实 15g	红枣 15g	龙骨 30g（先煎）
生姜 3 片	牡蛎 30g（先煎）		

3 剂，日 1 剂，煎水 400mL 分早晚两次饭后服。嘱患者平素忌食辛辣。

二诊：服药后每天大便两次，质稀，但自觉舒畅，已无腹胀，仍口干、口苦，小便黄，眠差易醒，四肢发沉，易冰凉。舌淡苔白，脉沉。患者大便已通，标实已解，方易蔡氏健脾通便汤健脾益气，润肠通便，以图缓治其本。患者四肢发沉，易冰凉，为当归四逆汤方证，故合而用之，处方如下。

枳实 15g	白术 30g	白芍 15g	党参 15g
陈皮 15g	茯苓 15g	当归 10g	龙骨 30g（先煎）
细辛 5g	桂枝 15g	通草 10g	牡蛎 30g（先煎）
炙甘草 10g	柴胡 30g	黄芩 15g	

5 剂，日 1 剂，煎水 400mL 分早晚两次饭后服。

三诊：大便 1 日 1 次、成形，无腹胀，睡眠好转，口干减轻，无口苦，四肢发沉减轻，疲劳减轻，舌脉同前。效不更方，前方续服 7 剂。

【按语】患者为减肥及通便盲目长期使用通便泻下类产品，损伤肠道，耗伤津液，故而停用后出现便秘。现患者大便干燥，腹胀，已3日未排便，为阳明腑实证；且口干、口苦、心烦、双侧胁下微胀，为少阳证，故而选用治疗阳明少阳合病的大柴胡汤加减，以泻其实。但患者疲劳、纳差、舌淡脉细，皆为本虚之象，待里实解之后再以蔡氏健脾通便汤健脾益气、润肠通便，以获全功。

三、学生之研究或临证发挥

（一）学生之研究

蔡柏教授的2017届硕士研究生林天耀，发表硕士研究生毕业论文《蔡氏健脾通便汤治疗脾虚型便秘的作用机理研究及临床远期疗效观察》，通过观察蔡氏健脾通便汤对脾虚型便秘模型小鼠结肠组织Cajal间质细胞、结肠肌间神经丛血管活性肠肽（VIP）和P物质（SP）表达的影响，初步探讨其治疗的作用靶点及机理，为临床推广蔡氏健脾通便汤提供有力的实验依据，并结合临床案例远期疗效观察，突出中药治疗便秘的优势。研究发现，慢传输型便秘发病与结肠组织中C-kit（原癌基因）、SP、VIP表达水平下降相关。蔡氏健脾通便汤能明显改善脾虚型便秘小鼠的小肠吸收功能及肠道传输功能，增强小鼠的排便能力，其作用机理可能是通过增强结肠组织内神经递质SP、VIP的表达，促进肠道推进性收缩；上调C-kit的表达水平，改善Cajal间质细胞的数量与分布，以增强结肠蠕动，进而达到治疗脾虚型便秘的效果。在临床上，蔡氏健脾通便汤对于脾虚型便秘患者具有标本兼治的作用，能明显改善患者排便功能及伴随症状且疗效持久稳定，复发率低。

蔡氏健脾通便汤组方遵循"健脾治秘"的法则，针对发病机制理搭配药物，发挥方药君、臣、佐、使的协同作用，标本兼顾，

蔡柏
脾胃肝胆病临证经验集

健脾益气，润肠通便。通过广大患者的临床考验，疗效确切，方中各味中药的药理研究也证实了蔡氏健脾通便汤选方用药的科学性。

（二）学生临证发挥

杜某，男，9岁。2018年12月初诊。

主诉：便血1周。

病史：患者长期大便困难，甚则干燥如羊粪，有时1周不大便。近1周大便虽不甚干燥，2～3日1次，但大便带血，血色鲜红，点滴而出，家人害怕，故来就诊。现症见口干欲饮，口苦，睡觉汗出较多，无腹痛腹胀，纳眠可，腹部平软，无压痛。平素嗜食肉类，不喜食蔬菜，且排便从小养成习惯，需将裤子全部脱掉才能如厕，故在学校或者外面不方便时常忍便，至家时已无便意。舌红苔黄，脉细数。

辅助检查：无。

辨证：热秘。

拟方：大柴胡汤合赤豆当归散加减。

柴胡30g	黄芩15g	白芍15g	半夏15g
枳实15g	大黄5g（后下）	红枣10g	赤小豆60g
当归10g	郁李仁15g	生地黄30g	

3剂，两日1剂，煎水400mL，分两日早晚各100mL饭后服。

二诊：家属诉服药当日大便即无出血，大便通畅，睡觉汗出减少，大便仍偏干，口干。舌红苔黄，脉细数。前方加减如下。

柴胡30g	黄芩15g	白芍15g	半夏15g
枳实15g	生白术45g	红枣10g	赤小豆30g
当归5g	郁李仁15g	生地黄15g	火麻仁15g
杏仁15g	麦冬15g		

3剂，两日1剂，煎水400mL，分两日早晚各100mL饭后服。

三诊：服药期间大便正常，每日1次。上方续服4剂，煎服法同前。嘱平时多吃蔬菜，养成良好的排便习惯，不忍便。

蔡柏
脾胃肝胆病临证经验集

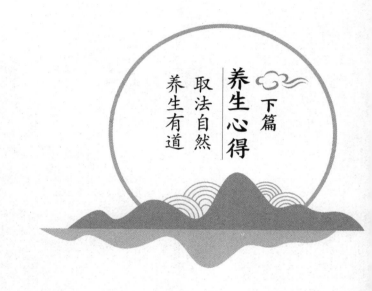

下篇

养生心得

取法自然
养生有道

养生思想

蔡柏教授行医数十年，学验俱丰，在日常生活和工作中亦十分注重养生保健。蔡柏教授认为，人之一身，重在精、气、神三者的维系，故养生需从"精、气、神"三方面进行全方位的摄生。

一、养生先养精

《灵枢·本神》云："生之来，谓之精。"精，是人体的基本物质，是维持和促进人体生长、生命的基础，大体而言，可分先天之精与后天之精。先天之精禀受于父母，其充盛与否与父母体质有关，故多寡基本不能改变。此则基本决定人体的先天体质。蔡柏教授认为，先天虽已定，但可通过中医养生的方法养后天之精，以后天之精充养先天之精，使得人体生命之精维持相对充盈的状态。

精主要藏于肾中。蔡柏教授认为，养精首先养肾，肾为先天之本，肾本主封藏，故在日常生活中，节欲、慎房事显得尤为重要。中医学认为房事会疏泄肾精，故不可过于纵欲，否则肾精疏泄过度，将会使肾精不断亏损，入不敷出，最终形成精亏。蔡柏教授在临证中发现，现代生活日益丰富，部分中青年男性夜生活过多，不断耗损肾精，直接导致机能下降，甚至出现早衰迹象。因此，蔡柏教授一再强调对于年轻男性，尤其需重视慎欲、节房事，否则时至中年，则可出现衰老的情况，影响生活质量。

再者，蔡柏教授认为，节房事为保先天之精，但仍需通过补养后天之精以充养先天之精。对于后天之精，蔡柏教授重在脾胃。

脾胃健运，方可摄入食物化生为精，故养后天之精，重在顾护脾胃及通过食物以充养，并通过临证提出，食疗是养精的一个重要方式。蔡柏教授提出以养精固生汤养精：新鲜山药 2 两（100g），莲子 15g，枸杞子 15g，猪脊髓 1 两（50g），砂仁 5g，水适量，微火慢炖 1 小时。此汤山药、枸杞子补肾填精，莲子固涩藏精，猪脊髓大补阴精，在大补阴丸中猪脊髓则作为重要引药，尤其可见其补精之功效，砂仁行气醒脾，使得此汤补而不腻。

二、健脾胃以养气

蔡柏教授从事脾胃病研究数十载，对于"脾胃为生化之源"这一临证核心深有体会，并将此应用于养生中。蔡柏教授认为，气为人体日常活动的推动物质，如果气不足则可出现声低懒言、疲乏、不思饮食等，所以，养气则可直接提高我们的日常生活质量及工作效率。蔡柏教授认为，气之所生，必须重视脾胃。人体摄入食物，必须依赖脾胃的健运方可为人体提供源源的"气"，而脾胃二者相辅相成，脾主升而胃主降，两者气机出入各有不同，故养脾胃须保持心情舒畅，使得气机和畅，升降出入有序，脾胃之运化方可协调。

蔡柏教授认为日常饮食尤为重要，首先需尽量避免寒冷之品。寒凉之品容易伤及脾阳，脾胃受损则容易寒湿内停，脾胃失去运化功能，必定气之化生乏源；另外亦不可过于温燥，毕竟胃喜降而喜润，过于温燥，容易损及胃阴，亦造成胃的腐纳功能受损。所以，饮食必须寒温适宜，进食过程需细吞慢嚼，不可过急，否则食物难以消化，造成脾胃受损。

另外，气需有序通畅地在人体运行，故蔡柏教授提出，人不可过于安逸，必须劳逸结合，在业余时间，可以进行八段锦、太

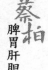

极拳、养生功等锻炼，采取有氧运动为主，尽量避免过于激烈的体育运动，因比较过于激烈的运动会使人大汗淋漓，气随汗而流失。

蔡柏教授在日常养生中，常结合食疗，并拟养气健脾汤：黄芪15g，党参15g，茯苓15g，红枣15g，鸡肉若干，水适量，微火慢炖1小时。方中黄芪、党参健脾补气，茯苓健脾利湿，助脾胃运化，红枣健脾养血，气血同生，鸡肉性温，为血肉有情之品，可助气之化生，更加充盈。

三、宁志以养神

蔡柏教授认为，"神"是人体最高的精神意志活动，可以认为，养"神"是养生的最高层面。现今众多百姓欲望太高，虽然物质生活丰富，但是也带来了诸多烦恼，其实和心神不宁有关。《灵枢·百病始生》有言："喜怒不节则伤脏。"可见若神志不安，则容易直接伤及五脏功能，故养神安神可直接调养五脏。

对于养神，首先需养心，淡泊名利，远离欲望的纷扰，使得心神回归人体自身的安宁，不受外界的干扰。蔡柏教授建议多阅读国学书籍，学习古人"小隐隐于野，大隐隐于市"的境界，入于世亦出于世，如此则可安神以定志。神安则心定，心为君主之官，如此则可五脏安定，气血和调，诸疾皆去。

蔡柏教授除了在思想上养神，认为还可以借助音乐及气功进行养神。听比较和缓的音乐或者古筝曲，可以使人情绪放松，神志安定。气功方面可以进行太极拳的站桩等训练，或者其他类似内家拳的静功训练，可以使神安气守，如此则可防病治病。

蔡柏教授认为神与心有关，故拟养心安神食疗汤。

莲子15g，红枣15g，柏子仁15g，瘦肉（猪肉）若干，水适量，微火慢炖 1 小时。

莲子、红枣、柏子仁宁心安神，瘦肉可滋阴以充心阴，故此汤可宁心安神。

蔡柏教授在日常养生中，根据临床经验及对于人体生理病理的研究，精辟地提出了从"精气神"三方面展开，并且从形体、心理、饮食、运动等方面均给出有意义的指导，若能坚持，养足精气神，必定使我们的生活、工作发生积极的变化。

四季养生

四季养生是指顺应自然界四时阴阳变化规律，效法自然的养生之道。根据天人相应理论、阴阳五行和脏腑学说，人的生命活动与自然界四时的气候变化和生长化收藏紧密相关，即春生、夏长、秋收、冬藏的四时规律，采用春夏养阳、秋冬养阴的养生原则，运用自然四季阴阳消长，以及五行生克制化的规律，结合人体脏腑气血与自然界变化之间的相互感应，以达到采集天地之精华，保养人体"精气神"的目的。

一、春季

春季阳气始生，万物发育，五行在木，五脏为肝，五味属酸，五志为怒。少阳主令，天气逐渐变暖，但温度较低，乍暖还寒；风多雨少，气候干燥。因此，春季养生应以养肝、护阳为原则，避免阻碍肝气舒发及耗伤阳气的因素。正如《素问·四气调神论》所言："春三月，此谓发陈。天地俱生，万物以荣。夜卧早起，广步于庭，被发缓行，以使志生，生而勿杀，予而勿夺，赏而勿罚。

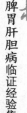

此春气之应，养生之道也。逆之则伤肝，夏为寒变。奉长者少。"

（一）饮食原则

1. 适食辛甘

《素问·脏气法时论》说："肝主春……肝欲散，急食辛以散之，用辛补之。"因此，适量进食辛温的食物有助于阳气生发，但要注意不宜大量食用。辛味食物如葱、姜、蒜、韭菜、蒿类、香菜、香椿、淡豆豉等。忌辛热助火之食物，如火锅、麻辣烫、羊肉、狗肉、油炸等食品，因为过食辛热食物会化火伤阴助燥。

2. 少酸多甘

适量减少酸性食物，增加甘甜味食物。这里所说的酸和甘不是单纯指味道的酸和甜，而是指食物的性味。因为酸具收敛之性，不利于阳气的生发和肝气的疏泄，同时，春季肝脏主令，酸味入肝，食酸过多会使肝气过旺而克伐脾脏，影响脾的运化功能。补充甘性食物，有助于护养脾气，故唐代名医孙思邈在《千金食治·序论》中载："春七十二日，省酸增甘，以养脾气。"

春季肝气生发，适宜多食具有生发特性的食物，如豆芽、豆苗、春笋、韭菜、蒜苗、芽菜等，可清炒、煮汤、做馅，以清淡温热食法为宜。

（二）起居要点

1. 春季气温变化较大，乍暖乍寒，加之人体腠理开始变得疏松，对寒邪的抵抗能力有所减弱。因此，春天不宜突然脱去棉衣，特别是年老体弱者，减脱冬装尤宜审慎，不可骤减。另外，减衣要科学，宜先减上衣，再减下衣。此即《千金要方》主张春时衣着宜"下厚上薄"，既养阳又收阴。《老老恒言》亦云："春冻未泮，下体宁过于暖，上体无妨略减，所以养阳之生气。"

2. 宜晚睡早起，可每天早晨梳头一二百次，如条件允许，晨起可在公园、庭院中散步，让头发自然披散，衣带宽松不可束缚，放松自己，使情志舒展，即《黄帝内经》所言"夜卧早起，广步于庭，被发缓行"。但是晚睡并不是提倡熬夜，只是相对冬季而言适当推迟睡觉时间，一般不应晚于 10 点。熬夜伤害人体的"精"，应尽量避免。

（三）运动锻炼

春天万物复苏，人也应该顺应自然的变化规律，走出户外，增加活动。春游踏青是春季最适宜的养生方式，让身体感受春天的气息，呼吸新鲜空气，以顺应阳气生发的自然规律；同时也可以选择轻柔舒缓的活动项目，如打太极拳、慢跑、做体操等，以活动关节，舒展肢体，使气血疏利，阳气升发。

（四）情志调节

春季应怡情畅志，避免郁怒，防止忧虑过度或焦躁恼怒，影响肝气的疏泄生发。

适合春季的养生茶

玫瑰大枣茶：养颜美容，解郁调经。

枸杞菊花茶：养肝明目。

蜂蜜柚子茶：健脾养肝，润肠排毒。

二、夏季

夏季阳气亢盛于外，阴气内伏；五行为土，五气为火，五脏为心、脾，五志为喜、为思。夏季天气炎热而生机旺盛，尤其入伏后暑湿高温，雨水充沛。由于暑湿之气侵入人体，清阳之气困遏受阻，易出现困倦、纳差、神疲、头晕、胸闷、恶心、便溏等症状。因此，夏季养生以养阳、防暑、化湿为原则。正如《素问·四气调神论》所言："夏三月，此谓蕃秀。天地气交，万物

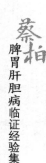

华实。夜卧早起，无厌于日，使志无怒，使华英成秀，使气得泄，若所爱在外。此夏气之应，养生之道也。逆之则伤心，秋为痎疟。"

（一）饮食原则

1. 宜食苦味，但勿过寒凉。夏日气候炎热，暑热邪盛，人体心火旺盛，宜多食苦味食物，以清心泻火，如苦瓜、芹菜、莴苣、苦荞麦、丝瓜、柚子等；但不可过食冰冷食物，以免损伤阳气；炒菜、煲汤中加入少量姜丝、姜末，以养护阳气。

2. 宜食芳香化湿之品，以防暑化湿、健脾开胃，如香菜、冬瓜、薏苡仁、绿豆、莲子、荷叶等。

3. 适当滋补，顺应夏"长"。按五行规律，夏天心火旺而肺金、肾水虚衰，要注意补养肺肾之阴，可选用枸杞子、生地黄、百合、桑椹；汗多宜食酸以收肺气，可饮用酸梅汤，并注意适当补钠、补钾。

（二）起居要点

1. 晚睡早起。晚睡以顺应夏季夜短，阴气不足；早起以顺应夏季昼长，阳气充盛的特点。中午适当午休 30 ～ 60 分钟以养心神。

2. 夏季属阳，阳气开泄于外，不得闭汗，故不宜久居开空调的房间、睡凉地，适量出汗，以养阳气。

3. 注意防暑降温，足够补水；勤洗澡，防生痱痤；防蚊虫叮咬，可涂花露水、风油精。

（三）运动锻炼

夏季代谢旺盛，汗出较多，心肺功能负担较大，不宜选择剧烈的健身运动，以防过耗气阴，损害健康；可选择游泳。

（四）情志调节

保持淡泊宁静的心态，做到摒除杂念，内无所蓄，外无所逐；多走出户外，多与人交往，多想积极开朗的事，保持心境平静，不急不躁。

适合夏季的养生茶

荷叶竹叶茶：取荷叶30g，煮汁冲泡淡竹叶3～5g，有健脾化湿解暑之功效。

清凉薄荷饮：取鲜薄荷叶15g，生甘草6g，绿豆衣10g，放砂锅内，用500～1000mL清水，煮沸后再煮15分钟。该饮具有祛除风热、清凉解毒的作用，适宜于汗出不畅、易生痱子的人群饮用。

乌梅汤：乌梅20g，炙甘草10g煮水，加适量冰糖（糖尿病患者可不加糖），调匀放凉即可饮用。该汤具有生津止渴、防暑降温的作用。

三、秋季

秋季阳气始衰，阴气始盛，是自然界阴阳交替变化的季节。五行为金，五气为燥，五脏为肺，五志为悲。自然界阳气渐衰，阴寒日生，天气由热转凉，水减少，气候干燥，阳气内收，花萎叶枯，呈现肃杀之象。人体机能也由旺盛到收敛，由阳转阴。秋季养生应以养肺、润燥为原则。正如《素问·四气调神论》所言："秋三月，此谓容平。天气以急，地气以明。早卧早起，与鸡俱兴。使志安宁，以缓秋刑，收敛神气，使秋气平，无外其志，使肺气清。此秋气之应，收养之道也。逆之则伤肺，冬为飧泄。奉藏者少。"

（一）饮食原则

1. 宜以清热生津、养阴润肺的食物为主，如泥鳅、鲥鱼、白鸭肉、芝麻、核桃、百合、糯米、蜂蜜、牛奶、花生、鲜山药、白木耳、广柑、白果、梨、红枣、莲子、甘蔗等清补柔润之品，可起到滋阴润肺的作用。

2. 宜少辛多酸。少吃辛味以防肺气太盛，且辛味具有辛燥伤津的作用；而酸味生津润燥，酸味入肝，根据五行规律"金克木"，秋季肺气主令，肺气太盛易克伐肝木，故在秋天"增酸"有强肝的功效，以防金盛伐木。

3. 适宜药膳：百合红枣糯米粥、百合莲子粥、百合杏仁粥、鲜生地汁粥、胡桃粥、松仁粥、燕窝羹等，具有滋润肺肾、健运脾胃的功效，顺应秋季养阴、培土生金的养生法则，使秋有所收，为冬有所藏打好基础。

（二）起居要点

1. 早起早睡，早睡以顺应阴精的收藏，早起以舒达阳气。

2. 正确理解"秋冻"：所谓"秋冻"，不是指秋天需要"冻一冻"，而是秋季添衣不要过快、过厚，避免因多穿衣服使身热汗出，汗液蒸发，阴津伤耗，以顺应秋天阴精内蓄、阴气内守的养生需要。但是老人、小孩，由于其生理功能差，抵抗力弱，在进入深秋时就要注意保暖；若是气温骤然下降，出现雨雪，更应及时增加衣服。衣着的多少以稍微活动而不出汗为宜。

（三）运动锻炼

适宜秋季的运动如登高、秋游、放风筝、慢跑、健身操、气功等。登高是一项集运动与休闲为一体的健身养生运动，可增强体质，提高肌肉的耐受力和神经系统的灵敏性。但要注意，秋季是人体活动随自然气候而处于"收"的状态，内在阴精阳气也开始收敛内养，因此，秋季运动项目不宜过猛及过量。

（四）情志调节

在精神调养上也要顺应秋季的季节特点，以"收"为要，做到"心境宁静"，这样才会减轻肃杀之气对人体的影响。另外，秋季易悲，自然界的秋风落叶、秋雨萧萧常令人心生秋愁，尤其是老年人，常有萧条、凄凉、垂暮之感。为此，古人认为秋季的精神养生应做到"使志安宁，以缓秋刑，收敛神气，使秋气平，无外其志，使肺气清，此秋气之应"。以一颗平常心看待自然界的变化，或外出秋游，登高赏菊，令人心旷神怡；或静练其气，收敛心神，保持内心宁静；或多接受阳光照射，转移低落情绪。

秋季适宜的养生茶

麦冬枸杞茶：具有滋阴润肺的功效。

百合菊花茶：能养阴润肺、清热安神。

四、冬季

冬季属阴中之阴；五行为水，五气为寒，五脏为肾，五志为恐；天气寒冷、干燥，阳气潜藏、蛰伏体内，阴气盛极，阴寒之气最易损伤阳气；人体机能由收敛到闭藏，由阴转至阴。冬季养生以补肾、益精为原则。正如《素问·四气调神论》所言："冬三月，此谓闭藏。水冰地坼，无扰乎阳。早卧晚起，必待日光。使志若伏若匿，若有私意，若已有得，去寒就温，无泄皮肤，使气亟夺，此冬气之应，养藏之道也。逆之则伤肾，春为痿厥，奉生者少。"

（一）饮食原则

1.食性宜温，重点补肾

宜食如狗肉、牛肉、羊肉、鸡肉、雀肉、龟肉、虾仁、海参、

蔡柏
脾胃肝胆病临证经验集

黄豆、鹿茸等温补的食物，以及大葱、生姜、大蒜、辣椒、胡椒、核桃、桂圆、红枣、红糖、枸杞子、板栗等补肾通阳之品。

2. 宜少咸

冬天肾主令，咸味入肾，少食咸味食品，减少盐的摄入量，以防肾水过旺。

3. 食色宜"黑"

宜在冬天常食黑米、黑豆、黑芝麻、黑木耳、黑枣、黑桑椹、魔芋、乌骨鸡、乌贼鱼、龟、鳖、海带、紫菜等黑色食品。因黑色入肾，补肾最佳。

（二）起居要点

1. "早睡晚起"孕育阳气：早睡可以保养人体阳气，保持温热的身体，而晚起可养人体阴气，待日出再起床，就能躲避严寒，保持温暖。

2. 注意防寒保暖，尤其是腰膝部和腹部，多晒太阳。

3. 寒冷天气应减少户外活动，晚上热水泡足，驱除寒气。

（三）运动锻炼

年轻人宜选择长跑、滑雪等运动，年老者以室内运动为主。

（四）情志调节

冬季由于户外时间减少，多恐惧、孤单之情绪，故宜多团聚，常聊天，尤其多给老人陪伴。

适宜冬季的药膳

选材当归、人参、黄芪、白术、黄精、茯苓、龙眼肉、杜仲、枸杞子、何首乌、肉苁蓉、菟丝子、三七、冬虫夏草等制作滋补药膳，如当归生姜炖羊肉、人参枸杞乌鸡汤、黄芪炖鸡、番茄炖牛腩、栗子白菜等。

时辰养生

　　十二时辰养生法，又称子午流注养生法，即依照一日十二时辰与人体十二经络相对应的规律，再依照昼夜子午流注阴阳变化的规律以借天地之力养五脏六腑的养生方法。人体有十二经，气血按十二经循行，《黄帝内经》记载的十二经走向先后次序，与十二时辰的顺序正好吻合，即每日的十二个时辰分别对应人体十二条经脉。由于时辰在变，因而不同的经脉在不同的时辰也有兴衰。在一天之内，气血在不同时辰流经不同的经络，气血迎时而至为盛，气血过时而去为衰，这就造成不同的经络在不同的时辰值班当令。子时为阴盛时，阴极阳生，是一阳初生，代表着阳气开始生长；午为阳盛之时，阳极生阴，是一阴初生，代表着阴气开始生长。人体应该顺应 24 小时生命规律调整作息，故称之为时辰养生法，即子午流注养生法。

一、子时

　　养生要点：睡眠养一阳，不可扰动少阳。

　　子时（23 点至 1 点），是十二时辰的第一个时辰。子时属少阳，是一天中最黑暗的时段，阴极而反，阳气萌动，阴主休息，阳主活动。子时是全天阳气开始活动的时候，为一阳初生的时刻，相当于一年中的冬至日，更是阴阳交合的重要时刻。

　　睡眠是养护阳气最好的办法。子时属鼠，象征阳气蠢蠢欲动，这时阳气虽小如老鼠，但异常活跃，易扰乱阴气，使阳不能正常入阴。因此，要想拥有良好的睡眠，就要在子时之前进入梦乡，以便完成阴阳交会。《类经图翼》云："子者阳生之初。"此时忌房事，以免扰动阳气。

胆经主令，"胆为奇恒之腑，通全体阴阳"。肝胆相表里，肝主疏泄，调节五脏六腑之气血津液。胆者，中正之官，决断出焉。胆为肝之所用，主决断，故《素问·六节藏象论》曰："凡十一脏取决于胆也。"胆的新陈代谢在子时完成，子时睡眠好坏直接影响胆的功能，并间接影响全身五脏六腑。

二、丑时

养生要点：睡眠养肝。

丑时（1点至3点），是十二时辰的第二个时辰，是一天之中气温最低的时候，肝经主令，肝经旺。丑时是人体进入深睡眠时间，经过子时胆汁的代谢，肝脏开始进行新陈代谢。肝藏血，主疏泄，人卧则血归于肝，良好的深度睡眠状态是肝脏完成藏血及疏泄功能的重要条件。

凌晨1点大多数人已入眠数小时，度过了睡眠的各个阶段，进入了容易催醒的浅睡阶段。此时，人对痛觉特别敏感。患有某类疾病时，此时就易察觉而醒来。凌晨2点健康人体进入深睡眠阶段，肝脏的血循环量最大。肝脏作为人体排毒的器官，在这个时刻对机体一天的代谢毒素加以滤过，将代谢的产物分解代谢，故这个时候的睡眠质量直接关系人体健康水平。因此，丑时不宜熬夜，如果未睡也不要饮用咖啡、茶、酒类刺激饮料，而应该选择水和牛奶。

三、寅时

养生要点：宜深睡，忌早起。即使醒来，也不宜起床活动，保持卧位静养状态。

寅时（3点至5点），是夜与日的交替之际，为肺经主令。此时阴气犹盛，阳气渐升。肝在丑时把血液推陈出新之后，将新鲜血液提供给肺。"肺朝百脉"，肺将肝代谢后的新鲜血液输布全身，以迎接新的一天的来临。所以，人在清晨时面色红润，精力充沛。

寅时是机体开始由静转动，对气、血的需求量开始增加的时刻。健康人体应该是深睡状态，滋养气血供肺调剂。身体虚弱的人或老年人，在这个时候会出现失眠或醒来，故寅时不宜起床活动，以免消耗阳气，伤害身体。

四、卯时

养生要点：排便正当时。

卯时（5点至7点），太阳刚刚露脸，冉冉初升，此时天基本亮了，为大肠经主令。经历了肝胆的排毒、机体气血的更新、肺经的宣发后，气血流注至大肠经，大肠的气血旺盛起来，开始新的一天的推陈出新。

大肠经为阳明经，属阳经。大肠的主要功能是排泄糟粕，使糟粕变为有形之粪块，定时排出体外。《素问·灵兰秘典论》云："大肠者，传道之官，变化出焉。"大肠与肺相表里，大肠传导功能的正常，则有利于肺气肃降功能的发挥。此时正常排便有利于机体毒素排出，为胃的再次收纳水谷，机体补充气血做好准备。

五、辰时

养生要点：重视早餐，严禁饮酒。

辰时（7点至9点），是进食早饭时间，为胃经主令，胃经旺。胃为仓廪之官，主受纳腐熟水谷，以供脾脏化生气血，故天地阳气最旺的时候，是进食的最有利时间。人在 7 点吃早饭最容易消化，且不会发胖，并能保证 9 ～ 11 点脾经所主时段有营养物质可被吸收，生成气血。在辰时，肝脏已完成解毒代谢工作，处于休整状态，此时要严禁饮酒，否则会给肝脏带来很大的负担。

六、巳时

养生要点：护脾保健康。

巳时（9 点至 11 点）脾经旺，接收胃经传送的水谷物质，吸收营养，化生气血。中医学认为，脾主运化、升清，统摄血液。足太阴脾经与足阳明胃经，相互络属表里。脾具有将胃腐熟水谷化生为精微物质，并转输全身的生理功能。如果人体脾气健运，就可以顺利地消化和吸收营养物质，为一天的功能活动提供能量来源，而不会形成痰饮、膏浊等病邪，也是早餐不易发胖的原理。巳时还是一天中工作学习效率最高的时段，可以安排重要工作或学习，也是健身锻炼的好时机。

七、午时

养生要点：宜小憩 30 分钟，避免过度兴奋。

午时（11 点至 13 点），为太阳最猛烈，阳气盛极，阴气开始生发，阴阳交接、相互转化的时刻。此时心经主令，为神之居、血之主、脉之宗，五行属火。心的主要功能为主血脉及藏神志。午时应为"合阳"，应"少息所以养阳"。此时正是太阳高照，气温达到最高峰的时候，心脏功能增强；而人体经历了上午紧张的工作，精神、体力及脑力多有消耗，又到了午饭时刻，胃收纳水谷要消耗气血，人体常感到疲劳。因此，此时宜小憩，不必深睡，可听些轻松舒缓的音乐以宁心安神。一般来说，休息 30 分钟就可以了，有助于养心、利消化，并可蓄积能量，使下午乃至晚上精力充沛。

八、未时

养生要点：做一些轻松的工作、少量和缓的运动。

未时（13点至15点），为小肠经主令。气血运行至小肠经，有利于吸收营养物质并进行分配。小肠与心通过经脉的络属构成表里关系。手少阴心经与手太阳小肠经相互络属，构成心和小肠的阴阳表里相合关系。二者生理上相互配合，心主血，小肠主分清泌浊，奉心生血；小肠分清浊，把水液归于膀胱，糟粕送入大肠，精华上输送于脾，对人体一天的营养进行调整。这段时间，最佳的工作时间即将过去，稍感到疲倦，需要调整休息，可安排一些轻松的工作，也可以做少量和缓的运动，这样更有助于营养物质在小肠的消化吸收，使二便通调，气机舒畅。

九、申时

养生要点：可补水及进食水果；可进行膀胱经调理，如刮痧、推拿、按摩等。

申时（15点至17点），为膀胱经主令。水谷经过小肠分清泌浊，水归膀胱。膀胱经为太阳经，是贯通头、背、腰、臀、下肢、足，几乎贯通全身的经脉。膀胱经经气于至阴穴与足少阴肾经相接，主管一身阳气及气化，有藏津液、司气化、主汗排尿的功能。此时段由于气血流经膀胱经，通过经络输布于头、肩、颈、背，脑窍得精气的灌注，是脑力活动最敏捷的时刻，是健康的人学习、读书、思考的好时机。由于膀胱为排尿器官，将小肠下注的水液及毒素以尿液的形式排出体外，将津液保留体内，是身体最大的排毒器官。因此，此时是饮下午茶或进食水果的时段，也是背部刮痧、推油等膀胱经经络治疗的最佳时间。

十、酉时

养生要点：养肾及养藏。

酉时（17点至19点），为肾经主令。人体经过申时膀胱经的水湿代谢排毒，精气流注至足少阴肾经，肾在酉时进入贮藏精华的阶段。酉时是一天中的黄昏，夕阳西下，天地生成阴凉之气，肾中阳气开始封藏。所以，酉时养生要注意养肾及养藏。晚餐宜在酉时内进行，要注意饮食清淡，减少盐及肉食的摄入，酉时以后不宜再大量进食。酉时正是一天工作完毕需要休息的时候，故不应该过度劳累，傍晚锻炼不可过量过度。

十一、戌时

养生要点：休闲养心。

戌时（19点至21点），为心包经主令。此时，太阳已经落山，天将黑未黑，天地昏黄，万物朦胧，故称黄昏。这时人体的阳气与阴气进入交接时段，即阳气逐渐衰减，阴气逐渐增长，气血流注于心包经。心包是心的保护组织，又是气血通道。在戌时，心包经最兴旺，心脏机能增强，此时一定要保持心情舒畅，如看书、听音乐、做SPA、跳舞、打太极……可以放松心情，释放压力，是适宜晚间进行的娱乐活动。

十二、亥时

养生要点：修身养性，准备睡眠。

亥时（21点至23点），为三焦经主令。三焦经是六腑中最大的孤腑，具有主持诸气、疏通水道的作用。三焦通百脉，输布元气洒陈于五脏六腑，以激发、推动各个脏腑组织的功能活动。人如果在亥时保持心情平静，进入一天的休整时间，使百脉得以休养生息，对身体十分有益。在21时，人体的记忆力处于全天最好的状态，此时读书、写字的兴趣性较高，可进行睡前阅读。在22时，体内生长激素分泌时间开始增加，体温开始下降，应该准备睡眠，尤其是正在发育的青少年，22时前入睡有利于身体发育，促进长高。

体质养生

体质养生是根据不同体质的特点，在中医学理论的指导下，采用相应的养生方法和措施，纠正体质之偏，达到防病祛病、益寿延年目的的一类中医养生方法。体质养生是中医养生理论的重要组成部分，体现了"因人施养""因体施保"的因人制宜的思想。体质养生内容主要从饮食、起居、运动、情志、穴位保健等方面来进行调养。

一、平和质

调体要点：平和质具有阴阳和调、血脉畅达、五脏匀平的生理特点，故对于平和质的体质养生强调维护平衡，防止偏颇和病理体质的出现。

（一）饮食调养

1.气味调和。饮食应寒温适中，不宜过于偏食寒性或热性的

脾胃肝胆病临证经验集

食物，尽量选择平性或稍具温、凉之性的食品。

2.四时调补。顺应四时特点，选择属性适宜的食物。春季应多食绿色蔬菜，如菠菜、春笋等轻灵宣透、清温平淡之品；夏季多食具有清热祛暑、清凉生津的瓜类、新鲜水果，如西瓜、冬瓜、番茄、黄瓜等；长夏多选用山药、莲子、薏苡仁、扁豆等淡渗利湿健脾之品；秋季宜食用具有濡润滋阴之品，如荸荠、藕、梨等；冬季宜选用姜、胡椒、羊肉等温补之品。

3.饮食有节，避免过饥过饱。

4.禁烟限酒。

（二）起居调摄

起居应有规律，顺应四时调摄起居，如春夏季宜晚卧早起，秋季宜早卧早起，冬季宜早卧晚起；应劳逸结合，不要过度劳累，保持充足的睡眠时间；饭后宜缓行百步，不宜食后即坐即睡。

（三）运动调养

平和质应掌握几个锻炼原则：运动适度，不宜过量；循序渐进，适可而止；形式多样，兴趣广泛；全面锻炼，持之以恒。可根据自己的兴趣爱好选择适合的锻炼项目。

（四）情志调摄

宜保持平和的心态。可根据个人爱好，选择弹琴、下棋、写书法、绘画、听音乐、阅读、旅游、种植花草等放松心情。

（五）穴位调理

平和质的养生穴位是涌泉、足三里。

二、气虚质

调体要点：气虚质由于元气不足，机体功能状态低下，故其体质养生要点是要补益、固护元气，恢复机体正常机能，提高抗病能力。

（一）饮食调养

1. 宜多食性平偏温、益气健脾之品，如粳米、糯米、小米、大麦、山药、花菜、胡萝卜、红薯、黄豆、白扁豆、鸡肉、鹌鹑肉、兔肉、青鱼、鲢鱼、香菇、大枣、桂圆、蜂蜜等。

2. 少食耗气之品，如槟榔、生萝卜等。不宜多食生冷苦寒、辛辣燥热的食物。

3. 饮食不宜过于滋腻，应选择营养丰富且易于消化的食物。

（二）起居调摄

起居宜有规律，夏季应适当午睡，保持充足的睡眠；平时要注意保暖，避免劳动或剧烈运动时出汗受风；不可过于劳作，以免伤正气；居室环境应采用明亮的暖色调。

（三）运动调养

适宜选择柔缓的运动，如散步、打太极拳及练八段锦、气功等，地点选择在公园、广场、庭院、湖畔、河边、山坡等空气清新之处。不宜做大负荷运动和出汗运动，忌用猛力和做长久憋气的动作。宜采用低强度、多次数的运动方式，循序渐进，持之以恒。

在做完全套八段锦动作后，将"两手攀足固肾腰"和"攒拳怒目增力气"各加做 1～3 遍。还可采用提肛法防止脏器下垂。

提肛法：全身放松，注意力集中在会阴肛门部。首先吸气收腹，收缩并提升肛门，停顿 2～3 秒之后，再缓慢放松呼气，如此反复 10～15 次。

（四）情志调摄

培养豁达乐观的生活态度，不可过度劳神，避免过度紧张，保持稳定平和的心态。可参加有益的社会活动，多与别人交谈、沟通，以积极进取的态度面对生活。

（五）穴位调理

气虚质的养生穴位是气海、关元。

三、阳虚质

调体要点：阳虚质以阳气不足，有虚寒表现为主要体质特征，故其体质养生要点以温补、固护阳气，抵御寒邪侵袭，预防寒性疾病为主。肾为一身阳气之根本，故调理上以温补肾气为重点。

（一）饮食调养

1. 可多食牛肉、羊肉、猪肚、鹿肉、鳝鱼、虾、核桃、栗子、韭菜、茴香、生姜、蒜、芥末、葱、花椒、胡椒等甘温益气之品。参考食疗方有当归生姜羊肉汤、韭菜炒胡桃仁。

2. 少食黄瓜、柿子、冬瓜、藕、莴苣、梨、西瓜、荸荠等生冷寒凉食物，少饮绿茶。

3. 盛夏不宜过食寒凉之品。

（二）起居调摄

居住环境应空气流通，不宜在阴暗、潮湿、寒冷的环境下长期工作和生活。秋冬注意保暖，夏季避免长时间待在空调房中，可在自然环境下纳凉，但不要睡在有穿堂风的过道及露天空旷之处。夏季暑热多汗，要尽量避免强力劳作，以防汗出过多，阳气外泄。平时注意足下、背部及下腹部丹田部位的防寒保暖。防止出汗过多，在阳光充足的情况下适当进行户外活动。保持足够的睡眠。

（三）运动调养

宜在阳光充足的环境下适当进行舒缓柔和的户外活动，尽量避免在大风、大寒、大雪的环境中锻炼。日光浴、空气浴是较好的强身壮阳之法；也可选择八段锦，在完成整套动作后将"五劳七伤往后瞧"和"两手攀足固肾腰"加做 1 ～ 3 遍。

（四）情志调摄

宜保持积极向上的心态，正确对待生活中的不利事件，及时调节自己的消极情绪。

（五）穴位调理

阳虚质的养生穴位是关元、命门。

四、阴虚质

调体要点：阴虚质由于体内阴液亏少，阴虚内热，故阴虚质的体质养生要点以滋养阴液，预防热性疾病为主。肾为一身阴液之根本，肝肾同源，故滋补肝肾是调理阴虚质的重点。

（一）饮食调养

1. 可多食甘凉滋润的食物，如鱼类、鸭肉、猪皮、绿豆、蔬菜、豆腐、海蜇、芝麻、糯米、蜂蜜、甘蔗、荸荠、乌梅、百合等。

2. 少食温燥、辛辣、香浓的食物，如羊肉、狗肉、韭菜、辣椒、葱、蒜、葵花子、白酒等。

（二）起居调摄

起居应有规律，居住环境宜安静，睡前不要饮茶、锻炼和玩游戏。应早睡早起，中午保持一定的午休时间。避免熬夜、剧烈

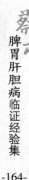

脾胃肝胆病临证经验集

运动和在高温酷暑下工作。不宜洗桑拿、泡温泉。宜节制房事、戒烟酒。

（三）运动调养

宜做中小强度的运动项目，控制出汗量，及时补充水分。不宜进行大强度、大运动量的锻炼，避免在炎热的夏天或闷热的环境中运动。可选择八段锦，在做完八段锦整套动作后将"摇头摆尾去心火"和"两手攀足固肾腰"加做 1 ～ 3 遍；也可选择太极拳、太极剑等。

（四）情志调摄

阴虚质者多易心烦易怒，平时宜克制情绪，遇事要冷静，正确对待顺境和逆境。可以用练书法、下棋等方式怡情悦性，用旅游来寄情山水，陶冶情操。平时多听一些曲调舒缓、轻柔、抒情的音乐。

（五）穴位调理

阴虚质的养生穴位是太溪、三阴交。

五、痰湿质

调体要点：痰湿质是以体内痰湿凝聚、黏滞重浊为主要体质特征，故体质养生要点以祛湿化痰，避免湿邪侵袭，预防痰湿相关疾病为主。

（一）饮食调养

1. 饮食以清淡为原则，宜多食小米、薏苡仁、玉米、红小豆、白萝卜、紫菜、香菇、海蜇、鹌鹑、洋葱、扁豆、木瓜、荸荠、山药、冬瓜、瘦肉、鲢鱼、黄鳝、柠檬、樱桃、杨梅、佛手、辣椒、大蒜、葱、生姜等健脾助运、祛湿化痰的食物。参考食疗方有荷叶粥、冬瓜海带薏米排骨汤。

2. 少食李子、石榴、柿子、大枣、柚子、甲鱼、海鲜、肥肉、梨子、山楂、甜食等肥甘厚腻、酸涩、寒凉之品。

（二）起居调摄

居住环境宜干燥而不宜潮湿；平时多进行户外活动；穿衣面料以棉、麻、丝等透气散湿的天然纤维为佳，尽量保持宽松，有利于汗液蒸发，祛除体内湿气；在湿冷的气候条件下，应减少户外活动，避免受寒淋雨；不要过于安逸，贪恋床榻。

（三）运动调养

应根据自身具体情况循序渐进，长期坚持运动锻炼，如散步、慢跑、打乒乓球、打羽毛球、打网球、游泳、练武术、跳舞等。应做较长时间的有氧运动，不宜在阴雨季节、天气湿冷的气候条件下运动。

（四）情志调摄

痰湿质者多性格温和，善忍耐，要适当增加社会活动，培养广泛的兴趣爱好。

（五）穴位调理

痰湿质的养生穴位是丰隆、足三里。

六、湿热质

调体要点：湿热质以湿热内蕴为主要体质特征，故体质养生要点是以清热祛湿，避免湿热邪气及预防相关疾病为主。

（一）饮食调养

1. 饮食应以清淡为原则，宜多食甘寒或苦寒的清利化湿食物，如赤小豆、绿豆（芽）、空心菜、苋菜、芹菜、苦瓜、黄瓜、丝

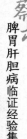

瓜、葫芦、冬瓜、藕、西瓜、荸荠、薏苡仁、绿茶等。参考食疗方有老黄瓜赤小豆煲猪肉汤、绿豆薏米粥。

2.少食羊肉、狗肉、鳝鱼、韭菜、生姜、芫荽、辣椒、酒、饴糖、胡椒、花椒等甘酸滋腻之品及辛温助热的食物。

3.应戒除烟酒。

（二）起居调摄

避免居住在低洼潮湿的地方，居住环境宜干燥、通风，可在室内用除湿器或空调改善湿、热的环境；保持二便通畅，防止湿热郁积；注意个人卫生，预防皮肤病变；保持充足而有规律的睡眠。

（三）运动调养

适宜做大强度、大运动量的锻炼，如中长跑、游泳、爬山、各种球类、武术等，可在健身教练的指导下进行力量负重训练；应避开暑热环境，最好选择在清晨或傍晚较凉爽时锻炼。

（四）情志调摄

湿热质者多性情急躁易怒，平时宜克制情绪，遇事要冷静，正确对待顺境和逆境；平时多听一些曲调舒缓、轻柔、抒情的音乐；保持稳定的心态。

（五）穴位调理

湿热质的养生穴位是支沟、阴陵泉。

七、血瘀质

调体要点：血瘀质以血液运行不畅、瘀血内阻为主要体质特征，其体质养生要点以活血化瘀，预防瘀血相关疾病为主。

（一）饮食调养

1.宜多食黑豆、海藻、海带、紫菜、萝卜、胡萝卜、香菇、茄子、油菜、羊血、芒果、金橘、橙、柚、桃、李、山楂、玫瑰花、绿茶等具有活血散结、行气、疏肝解郁作用的食物。参考食疗方有黑豆川芎粥、红花三七蒸老母鸡。

2.忌生冷寒凉类食物及过食酸涩之品，以免涩滞血脉。

3.对非饮酒禁忌者，可适量饮用葡萄酒、米酒。

（二）起居调摄

作息时间宜有规律，保持足够睡眠，避免寒冷刺激，注意保暖，衣着宜宽松；日常生活中应注意动静结合，不可贪图安逸，以免加重气血郁滞。

（三）运动调养

运动可以舒筋活血、通调气血，是血瘀质养生最重要的手段。宜进行一些有助于促进气血运行的运动项目，如太极拳、太极剑、各种舞蹈、步行健身法、徒手健身操等。保健按摩可使经络畅通。锻炼强度视身体情况而定，不宜进行大强度、大负荷运动，以防发生意外。

（四）情志调摄

及时消除不良情绪，保持心情愉快，防止郁闷不乐而致气机不畅；可多听一些抒情柔缓的音乐来调节情绪。

（五）穴位调理

血瘀质的养生穴位是期门、血海。

八、气郁质

调体要点：气郁质以长期情志不畅，气机郁滞为主要体质特

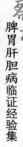

脾胃肝胆病临证经验集

征，故体质养生要点以调畅情志，疏肝解郁，预防气郁相关疾病为主。

（一）饮食调养

1.宜多食大麦、高粱、芫荽、葱、蒜、茴香、黄花菜、海带、海藻、刀豆、蘑菇、萝卜、洋葱、丝瓜、柠檬、柑橘、金橘、山楂、槟榔、玫瑰花等具有行气解郁、调理脾胃之品。参考食疗方有黄花菜瘦肉汤。

2.少食收敛酸涩的食物，如石榴、乌梅、青梅、杨梅、草莓、阳桃、酸枣、李子、柠檬、南瓜、泡菜等。

3.不宜吃甘薯、芋艿、蚕豆、栗子、甜食等易引起腹胀的食物。

（二）起居调摄

居住环境应安静，宽松衣着，保持有规律的睡眠，睡前避免饮茶、咖啡和可可等具有提神醒脑作用的饮料。

（三）运动调养

应尽量增加户外活动，可坚持较大量的运动锻炼，如跑步、登山、游泳、武术等。多参加群众性的体育运动项目，如打球、跳舞、下棋等，以便更多地融入社会，分散注意力。

（四）情志调摄

气郁质主要的养生手段在于情志调摄方面。培养开朗、豁达的性格，及时消除不良情绪，保持心情愉快，防止郁闷不乐而致气机不畅。可多听一些抒情柔缓的音乐来调节情绪；适宜看喜剧、励志剧，以及轻松愉悦的相声表演。合理安排自己的工作、学习，培养广泛的兴趣爱好，主动参加有益的社会活动，提高学习和工作热情；主动与他人沟通、交往，不苛求他人。

（五）穴位调理

气郁质的养生穴位是合谷、太冲。

九、特禀质

调体要点：特禀质为一种特异性体质，与先天及遗传因素有关，机体对环境气候等的适应能力差，故体质养生要点以提高机体抵抗力，避免接触致病物质，防治相关疾病为主。

（一）饮食调养

1.饮食宜清淡、均衡，粗细搭配适当，荤素配伍合理。

2.应多进食含维生素丰富的新鲜蔬菜、水果，特别是绿叶蔬菜、青椒、柑橘、枣、猕猴桃、梨等。适当补充高蛋白膳食，如瘦肉、动物肝脏、蛋及豆制品等优质蛋白质。

3.避免使用容易致敏和刺激性食物，包括冰冷、油腻、辛辣刺激的食品和虾、蟹等咸寒食品。如过敏原为食物，应明确何种食物过敏并严格禁食。注意鱼、虾、蟹、蛋、奶等动物性食物，以及蚕豆、荞麦、菠萝、花粉等植物性食物，均为常见过敏原。

4.参考食疗方：固表粥（乌梅、黄芪、当归、粳米）、黄芪首乌藤炖猪瘦肉。

（二）起居调摄

居室应通风良好；保持室内清洁，被褥、床单经常洗晒，以防止对尘螨过敏。室内装修后不宜立即搬进居住，让油漆、甲醛等化学物质气味挥发干净后再进新居。春季室外花粉较多时，要减少室外活动时间，或者佩戴口罩，以防止花粉过敏。不宜养宠物，以免对动物皮毛过敏。避免过度劳累，起居应有规律，保持充足的睡眠时间。季节更替之时，要及时增减衣被。

（三）运动调养

积极参加各种体育锻炼，增强体质。如果天气寒冷，运动锻炼时要注意防寒保暖，防止感冒。避免春天或季节交替时长时间在野外锻炼，防止过敏性疾病的发生；如出现哮喘、憋闷等现象时应及时停止运动。

（四）情志调摄

特禀质者对外界环境适应能力多较差，易表现出不同程度的内向、敏感、焦虑、郁闷等心理状态，平素应注意保持心情愉快，避免情绪紧张。

（五）穴位调理

特禀质的养生穴位是神阙、曲池穴。

疾病调摄

除了根据四时、时辰、体质养生外，不同疾病发病期或者恢复期养生保健方式亦不相同。蔡柏教授临证四十余年，尤擅消化类疾病的防治，对各类消化系统疾病的预防和恢复期养生调理经验独到，以下列举部分蔡柏教授对部分疾病养生调摄经验。

一、呃逆

（一）饮食调养

呃逆的发生多数与饮食有关，故平素饮食宜清淡，忌生冷油腻及辛辣刺激食物；饮食规律，避免暴饮暴食；进食速度不宜过快，以免吞入大量气体刺激膈肌；尽量不喝饮料，尤其是碳酸类饮料。

另外，在烹调方法上应以蒸、煮、清炒、炖为主，煎炸、腌熏等方法烹制的食物不宜多食；烹饪时可以放生姜等佐料温胃散寒，但忌大量强刺激性调味品，如辣椒粉、胡椒粉、咖喱粉、芥末等，易引起胃气上逆，加重呃逆发作。

常用食疗药材有陈皮、枇杷叶、砂仁、丁香、山楂、鸡内金、焦三仙等，可在辨证基础上建议患者在煲粥时适量选用。

（二）情志调摄

本病也常由情志刺激诱发，故应保持心情舒畅，避免过喜、暴怒等情绪刺激。

（三）运动调养

坚持适度规律的运动有利于人体气机的升降出入，促进脾胃运化、腐熟功能的正常运行，还能调畅肝之气机，强壮人体四肢百骸，有效避免呃逆的产生。可选用的运动方式有游泳、快走、慢跑、练八段锦等，每天坚持运动30～60分钟，每周至少保持5天以上，就可以达到运动效果。运动时间最好安排在餐后，避免空腹运动。

（四）穴位保健

呃逆发作时可采用穴位按摩。

1. 主穴：攒竹穴

位置：眉头凹陷中，约在目内眦直上。

按揉方法：用拇指指端按压一侧眼眶壁上缘内侧凹陷处，按压时斜向内上方用力，可感到有明显酸胀感，以能耐受为度，一般按压1～2分钟即可止呃，效果显著。

2. 配穴

脾胃虚弱者可加足三里，肝郁气滞或者肝火上炎者加太冲，

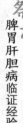

痰湿阻滞者加丰隆。三穴在平时亦可按摩，防止呃逆复发。

（1）足三里

位置：在小腿前外侧，当犊鼻下 3 寸，距胫骨前嵴外一横指处。

按揉方法：用拇指端按揉，每次 1～3 分钟，每日 2～3 次；具有健脾益胃、强壮体质的作用。

（2）太冲

位置：在足背，第 1、2 跖骨间，跖骨底结合部前方凹陷中，或触及动脉搏动。

按揉方法：用拇指或者食指端按揉，每次 1～3 分钟，每日 2～3 次；具有疏肝解郁、清肝泻火的作用。

（3）丰隆

位置：在小腿外侧，外踝尖上 8 寸，胫骨前肌外缘；条口穴旁开 1 寸。

按揉方法：用拇指端或者食指用力按揉，每次 1～3 分钟，每日 2～3 次；具有调和胃气、祛湿化痰的作用。

（五）防护

呃逆常并发于一些急慢性疾病过程当中，故要积极治疗原发疾病，如胃肠疾病、心脑病症等，及时有效的调整身体健康情况，可避免呃逆的发生。

（六）其他

对于单纯性膈肌痉挛产生的呃逆，发作时采用以下小方法，可立即止呃。

1. 用草或者毛发、羽毛刺激鼻腔，促使其打喷嚏，呃逆可快速停止。

2. 趁其不备，突然从后面惊吓或者告知令其震惊的消息，亦可快速止呃，但是有高血压、心脏病和胆小者慎用。

二、溃疡性结肠炎

（一）起居调摄

顺应四季气候变化，夏季不贪凉饮冷、过度吹空调，冬季不过度取暖，不过度食用热性食物或冰激凌等冷饮。房劳适度，以护正气，不使受邪。

（二）饮食调养

注意饮食卫生，尤其是夏秋季节；禁止食用不干净及可能变质的食物，饮食规律，不暴饮暴食，不食辛辣刺激食物，以保护胃肠道黏膜，以免反复损伤胃肠道黏膜发为溃疡性结肠炎。发作期食物应软烂、容易消化，以流质食物为主，少吃粗纤维食物。

（三）情志调摄

有研究表明，溃疡性结肠炎的发生与情绪有关，长期精神紧张或者压抑会诱发或者加重本病，故要保持心情愉快，及时调整工作和生活状态。

（四）运动调养

运动可以改善胃肠道功能，促进胃肠道蠕动，从而及时排出宿便及代谢废物等，有利于肠道健康。

（五）防护

腹泻时及时就诊，避免久泻不愈，发展为溃疡性结肠炎。

三、急慢性肠炎

（一）起居调摄

避风寒，适寒温，顺应四季气候变化，夏季不贪凉饮冷，不过度吹空调，冬季不过度取暖，不过度食用热性食物或冰激凌等冷饮。作息规律，不熬夜，不房劳过度，以保护正气，不使受邪。

（二）饮食调养

注意饮食卫生，尤其是夏秋季节，禁止食用不干净及可能变质的食物；饮食规律，不暴饮暴食，不食辛辣刺激食物。泄泻患者应给与流质或半流质饮食，食材应新鲜、易于消化而富有营养，口味应清淡。急性暴泻易伤津耗气，可予淡盐汤、米粥等养胃生津；慢性久泻可适当使用山药、莲子、茯苓、白术等健脾祛湿药材煲汤或熬粥食用。

（三）情志调摄

泄泻患者，尤其是肝气乘脾患者，应注意调畅情志，以免诱发或者加重泄泻。忌怒时进食。忧思伤脾，脾伤则运化失常，水湿不化，故而平素应保持积极乐观的心态，可以多听一些舒缓情绪、节奏欢快的音乐。

（四）运动调养

加强锻炼，增强体质，正气强则不易感受外邪。如今大部分人的生活方式是晚餐较丰盛，建议每日晚餐后快走或者慢跑 1 小时，体质较差或者关节不利者可半小时，以免食滞肠胃。

（五）穴位按摩

慢性久泻或平素脾胃虚弱者，可自行按摩足三里、中脘、天枢、关元、三阴交等穴位，肾阳不足者可加命门、涌泉穴。

1.足三里

按揉方法：用拇指端按揉，每次 3～5 分钟，每日 2～3 次。

2.中脘

位置：在上腹部，脐中上 4 寸，前正中线上（简便取穴法：胸骨下端和肚脐连接线中点即为此穴）。

按揉方法：用掌根或者指端按揉，每次 3～5 分钟，每日 2～3 次。

3.天枢

位置：在腹部，横平脐中，前正中线旁开 2 寸。

按揉方法：用掌根或者指端按揉，每次 3～5 分钟，每日 2～3 次。

4.关元

位置：在下腹部，脐中下 3 寸，前正中线上。

按揉方法：用指端按揉，每次 3～5 分钟，每日 2～3 次。

5.三阴交

位置：在小腿内侧，内踝尖上 3 寸，胫骨内侧缘后际。

按揉方法：用指端按揉，每次 3～5 分钟，每日 2～3 次。

6.命门

位置：在脊柱区，第 2 腰椎棘突下凹陷中，后正中线上。

按揉方法：可用手掌来回摩擦或者配合手指点揉，每次 3～5 分钟，每日 2～3 次。

7.涌泉

位置：在足底部，屈足蜷趾时足心最凹陷中；约当足底第 2、3 跖蹼缘与足跟连线的前 1/3 与后 2/3 交点凹陷中。

按揉方法：手指点按，每次 3～5 分钟，每日 2～3 次。

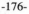

（六）其他

1. 摩腹

用掌心压住脐，逆时针方向揉摩全腹，以全腹须有波动感为佳。此法尤其适用于小儿腹泻。

2. 泡脚

（1）艾叶泡脚法：适用于风寒食积泄泻。用艾叶 200 ~ 300g 水煎后冷却至 40℃左右浴足，水冷后可再加热重复使用。每日 2 次，每次 15 ~ 20 分钟，连续 3 ~ 5 天。

（2）梧桐叶泡脚法：适用于湿热泄泻。梧桐叶适量，加适量水煎沸，冷却至 40℃左右趁热浸泡双足，水冷后可再加热重复使用。每日 2 次，每次 15 ~ 20 分钟，连续 3 ~ 5 天。

四、便秘

（一）日常调养

1. 饮食有节，三餐规律，尤其要养成吃早餐的习惯。避免过食辛辣、煎炸之物，勿过度饮酒，亦不可过食寒凉生冷，宜多食粗粮蔬菜，多饮水。生活起居避免久坐少动，宜多活动，以疏通气血；避免过度七情刺激，保持精神舒畅。

2. 每天起床后喝 1 杯凉白开，可湿润和刺激肠蠕动，引起便意。若脾胃虚寒不能饮凉开水者，可用温水代替。

3. 养成良好的排便习惯，每天定时大便，切忌忍便。排便时要集中精力，不要看报纸、书籍或玩游戏等，并且要保证较充裕的时间。

4. 便秘不可滥用泻药，使用不当，反使便秘加重。热病之后，由于进食甚少而不大便者，不必急于通便，只需扶养胃气，待饮食渐增，大便自然正常。

5. 经常自我按摩腹部，或采用胸膝位，或经常做提肛运动，可以预防便秘。

（二）药膳调摄

便秘可选用的食物：玉米、荞麦、核桃仁、黑芝麻、红薯、白薯、桃仁、桃、山楂、草莓、梨、苹果、香蕉、甜瓜、西瓜、魔芋、南瓜、白萝卜、大白菜、芹菜、冬瓜、西红柿、莴笋、黄瓜、西葫芦、南瓜、蜂蜜、鱼油等。

热秘者可选用白萝卜蜜汁、海蜇拌黄瓜丝、苹果柠檬汁等。

气秘者可选用胡萝卜拌白菜心、红薯奶粥、萝卜饮、香蕉粥等。

虚秘者可选用香蜜茶、三仁拌蜜（松子仁、核桃仁、柏子仁）、黑芝麻白糖粉等。

冷秘者可选用姜汁拌菠菜、酸辣白菜、猪肺煲（加肉桂、生姜）等。

（三）药茶调摄

1. 杜仲茶

杜仲适量研末，与绿茶冲服，日两次，适用于虚秘，实秘者禁用。

2. 决明子茶

决明子适量，开水冲泡或煎汤取汁代茶饮，适用于实秘，虚秘者禁用。

3. 芦荟茶

芦荟切片，煎汤取汁代茶饮，适用于热秘，虚秘者禁用。

4. 莱菔子茶

莱菔子适量研末，每日早晚用盐开水送服，适用于气秘。

脾胃肝胆病临证经验集

5．女贞子茶

女贞子、当归、生白术适量，煎汤代茶饮，适用于阴虚、血虚便秘。

五、呕吐

1．起居有常，生活有节，避免风、寒、暑、湿外邪侵袭。

2．保持心情舒畅，避免精神刺激，对肝气犯胃者尤当注意。

3．饮食方面也应注意调理。脾胃素虚者，饮食不宜过多，同时勿食生冷瓜果等，禁服寒凉药物。若胃中有热者，忌食肥甘厚腻、辛辣香燥、醇酒等物品，禁服温燥药物，戒烟。

4．对呕吐不止的患者，应卧床休息，密切观察病情变化。服药时，尽量选择刺激性小的药物，否则随服随呕，更伤胃气。服药方法应少量频服为佳，以减少胃的负担。根据患者情况，以热饮为宜，并可加入少量生姜或生姜汁，以免格拒难下，逆而复出。

5．按压内关穴、足三里穴、合谷穴可缓解呕吐。按压的时间是每次3～5秒，休息2～3秒，再按压3～5秒，每个部位重复3～5次。力度以局部有酸、麻、坠、胀感为佳。注意指压时要利用指腹按压，禁用指甲掐压。

六、胆囊炎

1．注意饮食。食物以清淡为宜，少食油腻和炸、烤的食物。

2．保持大便畅通。六腑以通为用，肝胆湿热，大便秘结时，症状多加重，故保持大便畅通很重要。

3．改变静坐生活方式，多走动，多运动。

4．养性。长期家庭不睦、心情不畅的人可引发或加重本病，要做到心胸宽阔，心情舒畅。

5. 急性发作期应禁食，使胆囊得到充分休息，以缓解疼痛。可多饮水，在饮水中注意补充钠和钾盐，有利于治疗疾病。疼痛缓解后，根据病情循序渐进地调配饮食，可给予清淡流质饮食或低脂肪、低胆固醇、高碳水化合物流质饮食，如米汤、藕粉、豆浆等。病情好转后可给予低脂半流质饮食或低脂少渣软食。

6. 慢性期应低热能、低脂肪、适量蛋白质、丰富维生素及食物纤维饮食，并注意大量饮水。可少量多餐，少量进食可减少消化系统负担，多餐能刺激胆道分泌胆汁，保持胆道畅通，有利于胆道内炎性物质引流，促使疾病减缓和好转。禁食刺激性食物和强烈调味品，如辣椒、咖喱、芥末、酒、咖啡等；避免油煎、油炸的烹饪方式。注意卫生，防止肠道寄生虫和细菌感染。

7. 对胆囊炎有缓解、保健作用的穴位

胆囊穴：在小腿外侧，腓骨小头直下2寸。

阳陵泉：在小腿外侧，腓骨头前下方凹陷中。

足三里：见前述。

足临泣：足背第4、5跖骨底结合部的前方，第5趾长伸肌腱外侧凹陷中。

以上穴位皆可以用拇指或食指、中指指端按揉，每次1～3分钟，每日2～3次，可清利肝胆湿热、调节脾胃、疏经通络、理气止痛，缓解胆囊炎症状。

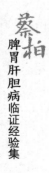

蔡柏个人履历和大事记

1977 年 3 月～1980 年 7 月：在广州中医学院（现广州中医药大学）医疗系就读。

1980 年 7 月～1998 年 4 月：在湛江市职工温泉疗养院历任中医师、主治中医师、副主任中医师、副院长、院长。其间，于1981 年 9 月～1982 年 7 月在广州中医学院参加中医经典理论进修班学习。

1998 年 5 月～2001 年 2 月：在湛江市第二中医医院任副院长、副主任中医师。

2001 年 3 月～2017 年 2 月：在湛江市第一中医医院任院长、主任中医师，同时担任广州中医药大学教授，硕士生导师。

其间，2003 年 8 月被评为广东省优秀中医院院长；2006 年 5 月被评为湛江市劳动模范；2007 年 1 月被评为广东省劳动模范；2007 年 7 月当选中共广东省第十次代表大会代表；2008 年 12 月获中国医师奖提名奖；2010 年 1 月被评为全国医药卫生系统先进工作者；2012 年 10 月被评为广东省行风建设先进个人；2018 年荣获"湛江好医生"称号。

先后获得如下荣誉称号：湛江市十大新闻人物，湛江市优秀共产党党员，湛江市直单位岗位排头兵，湛江市优秀科技工作者，湛江市首届优秀医院院长，广州中医药大学优秀研究生导师。